一分钟图解
脑梗死

朱青峰 王国芳 罗晓明 主编

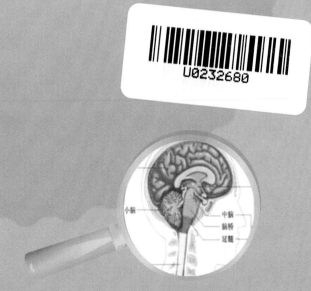

山西出版传媒集团
山西科学技术出版社

编委会名单

主　编　朱青峰　山西医科大学第二医院

　　　　王国芳　中国人民解放军联勤保障部队第 985 医院

　　　　罗晓明　中国人民解放军联勤保障部队第 985 医院

副主编　陈来照　山西医科大学第二医院

　　　　郭红梅　中国人民解放军联勤保障部队第 985 医院

　　　　朱义霞　中国人民解放军联勤保障部队第 985 医院

编　委　郝政衡　山西医科大学第二医院

　　　　王凤伟　山西医科大学第二医院

　　　　孙　奇　中国人民解放军联勤保障部队第 985 医院

　　　　禹书宝　中国人民解放军联勤保障部队第 985 医院

　　　　周志国　中国人民解放军联勤保障部队第 985 医院

　　　　阴晓峰　山西医科大学第二医院

　　　　冯富强　山西医科大学第二医院

　　　　刘晓峰　大同市第五人民医院

　　　　董　瑛　山西医科大学第二医院

前言

据世界卫生组织报告，脑卒中发病率高、致残率高、死亡率高，已经成为威胁人类健康的第一大疾病。在我国，每12s就有一人发病，每21s就有一人死于该病。目前我国有脑血管病患者700余万，其中约70%为缺血性脑卒中即脑梗死，每年死于脑血管疾病的患者约130万。缺血性脑卒中急性期最有效的治疗手段是时间窗内的静脉溶栓。但静脉溶栓总的血管再通率不足40%，对于大血管闭塞引起的脑梗死，血管再通率更低。静脉溶栓有严格的时间窗限制，能够在4.5h时间窗内接受静脉溶栓的患者比例很低。所以神经科同道们一直致力于急性脑梗死血管内治疗研究。2014年下半年至2015年上半年，以MR CLEAN试验为代表的五大试验结果公布：机械取栓治疗血管再通率高、临床效果好，明显优于药物保守治疗。这个结果的发布，改写了急性脑梗死治疗的历史，急性脑梗死治疗迎来了机械取栓治疗的新时代。2015年《AHA/ASA急性缺血性卒中早期管理指南》和《中国急性缺血性脑卒中诊治指南2014》把急性脑梗死6h内的机械取栓治疗作为Ⅰ类证据，A级推荐。2017年11月11日，DAWN试验结果的发布，把机械取栓的时间窗从6h扩展到24h。DEFUSE 3试验结果的发布，把前循环大血管闭塞机械取栓的时间窗从6h扩展到16h。基于这两项随机对照试验研究结果，2018年《AHA/ASA急性缺血性卒中早期管理指南》以最高等级的证据推荐了6~16h的取栓治疗，以B-R级别的证据推荐了6~24h的取栓治疗。随着取栓时间窗的延长，能够接受机械取栓治疗的患者会越来越多，这被许多人誉为急性脑梗死血管内治疗新的里程碑。

近10年来，我们一直致力于急性脑梗死的综合治疗，从静脉溶栓、动脉溶栓、机械碎栓到机械取栓，连续申请到了3项山西省科技攻关课题的资助，同时作为课题负责人参与了2项脑梗死介入治疗方面的国家"十三五"课题研究，累计治疗2000余例。我们经常在微信朋友圈转发我们治疗的经典病例，获得了朋友们的一致赞誉，但同时也有许多朋友和基层医院的同行感觉理论过于深奥，不能完全理解，他们提议能不能以图片的方式介绍脑梗死，类似于小学课文"看图识字"，这样更容易理解。正是基于这种情况，有了写作此书的冲动，经过无数个手术后的加班熬夜，终于完成此书稿。

本书共七个部分，第一部分讲述看图识别脑梗死，第二部分为看图识别脑血管，第三部分为看图明白脑梗死的诊断方法，第四部分为看图了解脑梗死的药物治疗，第五部分为看图了解脑梗死的手术治疗方法，第六部分为看图了解脑梗死的康复与护理方法，第七部分为看图明白脑梗死的预防方法，希望对普通老百姓和非神经病学专业的医护人员了解脑梗死的最新研究结果有所帮助，同行对神经病学起到抛砖引玉的作用。

本书适合神经内科大夫、神经外科大夫、从事血管内介入治疗的医护人员及相关专业的医务工作者，同时本书也可作为普通大众的科普读物。

本书编写过程中得到了中国人民解放军联勤保障部队第985医院领导及神经外科全体医护人员的支持。本书得益于所有参与编写人员的共同努力才能够顺利完成。

本书所涉及的内容既非金科玉律，也非治疗规范，只是个人粗浅的经验与体会，加上时间仓促，学术水平有限，错误、疏漏之处在所难免，敬请读者批评指正！

山西医科大学第二医院神经外科

朱青峰

二〇二〇年五月二十三日

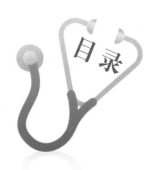

目录

一、看图识别脑梗死

二、看图识别脑血管

三、看图明白脑梗死的诊断方法

四、看图了解脑梗死的药物治疗

五、看图了解脑梗死的手术治疗方法

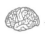

六、看图了解脑梗死的康复与护理方法

七、看图明白脑梗死的预防方法

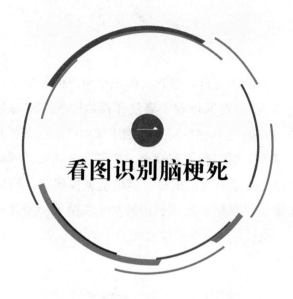

看图识别脑梗死

1. 什么是脑梗死?

　　脑是一个代谢活跃的器官。尽管其体积很小,但是脑组织消耗了全身1/4 的能量供应。脑细胞存活依赖于氧气和葡萄糖。人脑每分钟需要大约500ml 氧气和 75~100mg 葡萄糖维持脑细胞正常功能。由于各种原因导致供应脑组织的血管堵塞,引起脑细胞缺血、缺氧直至坏死,就叫脑梗死(如图 1-1)。人的大脑就像一块稻田地,脑细胞就像秧苗,脑血管就好比供应稻田的各种水渠,水渠堵塞造成稻田缺水,秧苗就会旱死;脑血管堵塞造成脑细胞缺血、缺氧,就会导致脑梗死。(如图 1-2、1-3)

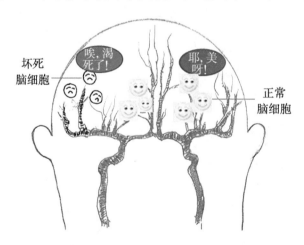

图 1-1　坏死脑细胞和正常脑细胞

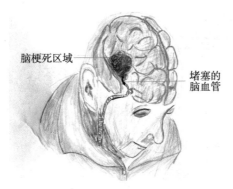

图 1-2　脑梗死组织改变

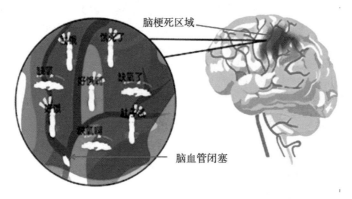

图 1-3　脑梗死血管改变

2. 脑梗死的病因有哪些？

脑梗死主要分为血栓性脑梗死和栓塞性脑梗死。

①血栓性脑梗死

随着时间的推移，在动脉粥样硬化的基础上，血管壁中黄色的粥样硬化沉积物会阻碍血液的流通，造成大脑部分缺血。（如图 1-4、1-5）

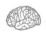

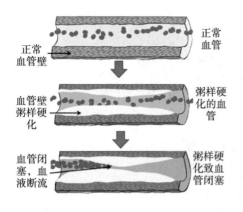

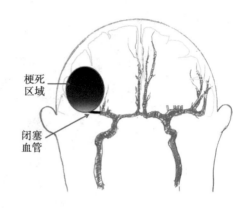

图 1-4　血栓性脑梗死的血管改变　　　图 1-5　栓塞性脑梗死的脑组织改变

②栓塞性脑梗死

人体血液循环中出现的并且随血液流动的异物，如心脏瓣膜上脱落的赘生物、凝血块，动脉粥样硬化斑脱落的碎块、脂肪组织及气泡等称为栓子。各种栓子，比如心脏瓣膜脱落的栓子，顺着主动脉的血流进入脑动脉，可能会堵塞在细小的血管里，造成相应区域脑组织缺血、坏死叫栓塞性脑梗死（如图 1-6），常见于心房纤颤患者。当然这种栓子不局限于心房纤颤患者心脏瓣膜上的血栓栓子，可能是心房黏液瘤的瘤体部分脱落进入颅内导致脑栓塞，可能是颈部血管粥样硬化斑块破裂脱落后顺血流方向进入颅内。在临床工作中也会遇到罕见的栓子，比如面部做丰颊美容手术时，把脂肪粒注射到颊部皮下，注射不当时脂肪粒可能进入下颌动脉，通过眼动脉 – 颈内动脉危险吻合进入颈内动脉系统；或者注射压力高时，脂肪粒通过下颌动脉 – 颈外动脉途径逆流至同侧颈内动脉，然后进入颅内血管导致相应区域脑栓塞。当栓子堵塞脑血管，就会造成局部脑组织缺血、缺氧、软化、坏死，出现与脑血栓相同的临床症状，这就是脑栓塞。与脑血栓相比，脑栓塞起病更快，常于数秒钟至数分钟达到高峰，立即出现脑的局部症状，而且以起病当时最为严重，甚至可以出现昏迷。

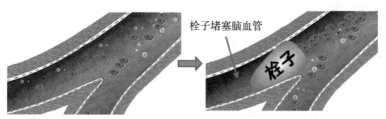

图 1-6　栓塞性脑梗死的形成

3. 脑梗死的危险因素有哪些?

文献记载,遗传因素是脑梗死的独立危险因素。有脑梗死家族史的朋友患脑梗死的风险会明显增加。

但也不需要盲目悲观,毕竟遗传因素只是脑梗死的一个危险因素,其他危险因素还有饮食习惯、高血压病、高脂血症、糖尿病、缺少运动等(如图 1-7)。所以有脑梗死家族史的朋友,一定要定期到医院检查,听取专业医生建议,控制好能够控制的危险因素,把脑梗死的风险降到最低。

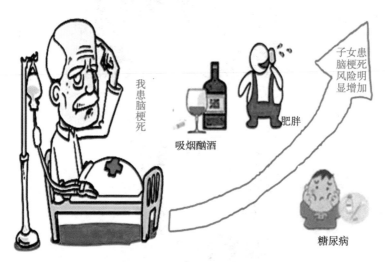

图 1-7　脑梗死的危险因素

4. 脑梗死的临床表现有哪些？

　　由于梗死部位和梗死范围不同,脑梗死的临床表现多种多样(如图1-8),轻的可以无明显不适;重的可表现为一侧肢体偏瘫(如图1-9),感觉障碍,言语不流利,饮水呛咳,意识障碍,甚至深昏迷、自主呼吸消失等,而额叶、颞叶、枕叶等一些远离躯体运动、感觉区域发生小的梗死灶,患者可不表现出任何临床症状,也叫无症状性脑梗死。

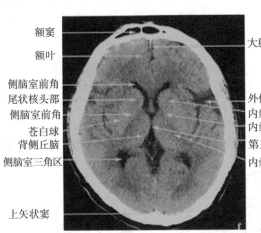

图 1-8　普通 CT 片主要脑结构图示

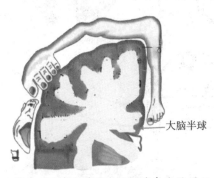

图 1-9　中央前回支配区域夸张性图示

5. 口眼㖞斜（面瘫）就一定是脑梗死吗？

口眼㖞斜不一定就是脑梗死。

面瘫可分为中枢性面瘫和周围性面瘫。脑梗死引起的面瘫为中枢性面瘫。

中枢性面瘫指病损位于面神经核以上至大脑皮层中枢之间，颈内动脉系统闭塞，尤以大脑中动脉主干及分支闭塞更为多见。一侧中枢性面神经麻痹时，两侧上部面肌运动存在，而对侧下部面肌随意运动消失，呈痉挛性麻痹，具体表现为嘴㖞（对侧嘴角下垂）、额纹存在、蹙额、闭眼、抬眉功能良好（如图1-10）。

周围性面瘫是指面神经运动的纤维发生病变，主要由受凉、感冒、病毒感染引起。病变可位于面神经核以下的部位，如脑桥下部、面神经管、中耳或腮腺等。其病变侧全部表情肌瘫痪。表现为眼睑不能闭合、不能皱眉、额纹消失、鼓腮漏气等（如图1-11），可有听觉改变、舌前2/3味觉减退以及唾液分泌障碍等特点，其中最常见者为面神经炎。

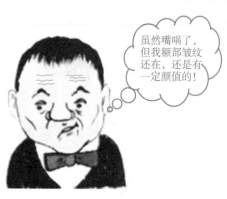

图1-10 中枢性面瘫

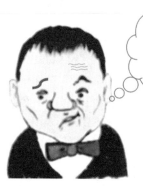

图1-11 周围性面瘫

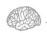

6. 脑梗死的前兆有哪些？

患者突然出现嘴㖞、肢体无力、不能拿东西、想说的话说不出来，预示着发生了脑卒中（如图1-12），可能是脑出血，也可能是脑梗死，一定要就地休息，立即拨打120急救电话，等待救诊救援。

（备注：脑梗死或脑出血的确诊需要在就诊后，通过脑CT进一步明确。）

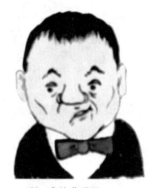
啊，我的嘴㖞了？！

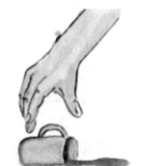
啊，我的手怎么拿不住杯子？！

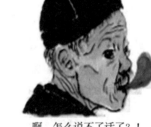
啊，怎么说不了话了？！

图1-12　脑卒中早期表现

7. 脑梗死转化脑出血是怎么回事？

发生脑梗死后，过几天又转变成脑出血的可能是存在的。其中，主要发病机制是脑梗死后，梗死病灶内血管壁发生缺血性变性坏死，此时如果阻塞血管因血栓溶解、栓子破碎、栓子移向远端而使血管再通，血流再灌注。梗死边缘侧支循环开放，侧支血流进入梗死病灶内，导致梗死灶内出血，也叫出血性脑梗死（如图 1-13）。此种情况大多发生在梗死后 1~21 天，以 3~14 天最多。

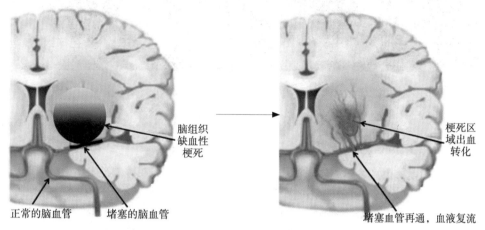

图 1-13 脑梗死时出血转化

8. 什么是大面积脑梗死？

大面积脑梗死是由脑动脉主干阻塞所致，CT 呈现大片状低密度阴影（如图 1-14），多为脑叶或跨脑叶分布，脑组织损害范围较大，临床上除脑梗死的一般症状（嘴喝、四肢乏力、言语障碍等）外，还伴有意识障碍及颅内压增高。

大面积脑梗死意识障碍和颅内压增高症状较突出时，与脑出血相似，给诊断带来困难。头颅 CT 检查方便、快捷，可做鉴别诊断。

大面积脑梗死影像学改变（如图 1-14）：

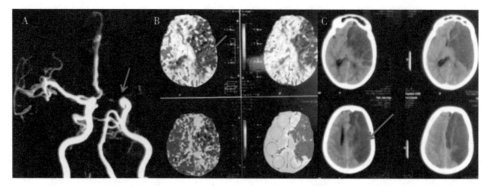

左侧大脑中动脉闭塞　　　　左半球血流灌注消失　　　　左半球大面积梗死

（箭头示）　　　　　　　　（箭头示）　　　　　　　　（箭头示）

图 1-14　大面积脑梗死影像学表现

9. 什么是分水岭脑梗死？

分水岭脑梗死指脑内相邻血管供血区之间（即边缘带）局部缺血梗死，出现相应的神经功能障碍，约占缺血性脑血管病的 10%（如图 1-15）。一般认为，分水岭脑梗死多由于血流动力学障碍所致；典型者发生于颈内动脉严重狭窄或闭塞伴全身血压降低时，亦可由心源性或动脉源性栓塞引起。大脑前动脉、大脑中动脉、大脑后动脉交界处毛细血管网往往呈带状分布，为功能上的"终末动脉"，称为分水岭、边缘带或低压带（如图 1-16），这些部位的脑梗死称之为分水岭脑梗死。结合临床症状和 CT 检查把分水岭脑梗死分为皮质前型、皮质后型、皮质下型。分水岭脑梗死仅靠临床症状诊断困难，CT 或 MRI 检查是可靠的诊断方法。

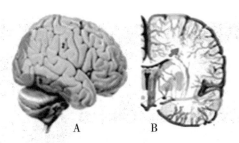

图 1-15　分水岭脑梗死示意

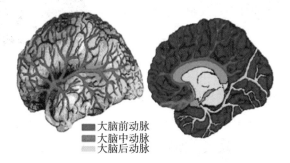

■ 大脑前动脉
■ 大脑中动脉
■ 大脑后动脉

图 1-16　大脑前动脉、大脑中动脉、大脑后动脉交界处毛细血管网

以水田灌溉分水岭（如图 1-17）来类比人体分水岭脑梗死。图 1-15A 中不同颜色的脑组织代表不同血管支配区域，但脑组织是一个整体，图 1-15B 中红箭头所示，不同血管支配区域有一个交叉区域，由于各种原因引起脑灌注压下降时，这些处于不同血管支配区域的交叉地带，最容易发生灌注不足，从而发生脑梗死，称之为分水岭脑梗死。

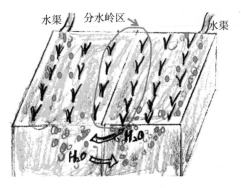

图 1-17　水田灌溉分水岭示意

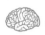

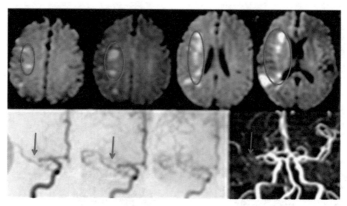

图 1-18　分水岭脑梗死影像学改变

右侧大脑中动脉重度狭窄或闭塞时（如图 1-18 红箭头），大脑中动脉和大脑前动脉支配脑组织的交界区域会出现低灌注（如图 1-18 红圈所示），这些区域脑细胞缺血、缺氧、梗死，称之为分水岭脑梗死。

10. 什么是无症状性脑梗死？

无症状性脑梗死是指无临床症状或临床症状轻微，不足以引起患者及医生注意的脑梗死。这可能是由于病灶较小，脑组织损害范围小，未累及主要神经功能或损害较轻之故；也可能是病变多位于基底节区、顶叶、额叶、颞叶及小脑等，因大多不影响运动通路，甚至是较大面积也不出现肢体瘫痪，故人们未重视。近年来由于健康意识的提高、影像学的发展，人们在体检时行头颅核磁共振检查（MRI）偶尔发现有梗死病灶。无症状性脑梗死的病因主要为高血压病、脑动脉粥样硬化。发现无症状性脑梗死时，一定要看医生（如图 1-19），找出病因，趁早预防，不然有可能发展为偏瘫、失语等症状性脑梗死。

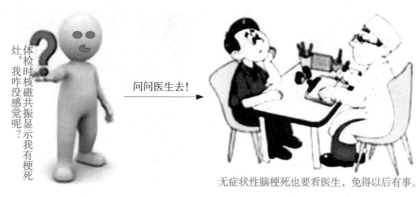

体检时核磁共振显示我有梗死灶,我咋没感觉呢?

问问医生去!

无症状性脑梗死也要看医生,免得以后有事。

图 1-19 无症状性脑梗死

11. 为什么脑干梗死常有生命危险?

脑干是延髓、脑桥和中脑的总称。它虽然在颅脑中占很小的位置(如图 1-20),但其内部有许多重要结构,如脑干网状结构位于间脑和脑干上部的中轴。脑干接受躯体感觉、内脏感觉、听觉和视觉等很多传导束的穿入冲动,并将这些冲动传导给丘脑网状核,然后激活大脑皮层,广泛散布有关区域,使皮层神经元保持兴奋状态,以维持意识的觉醒状态。脑干内还有呼吸、循环中枢,有的核团控制血压,有的核团控制呼吸节律。脑干病变还可引起延髓性麻痹而出现饮水反呛和吞咽困难。因此脑干发生梗死时(如图 1-21),就可能出现昏迷,呼吸、循环障碍,以及因饮水反呛和吞咽困难引起并发症而危及生命。所以,脑干一旦出问题,不论是出血、外伤还是梗死,都会出现严重的后果。不同部位脑干梗死 MRI 表现如图 1-22、1-23。

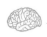

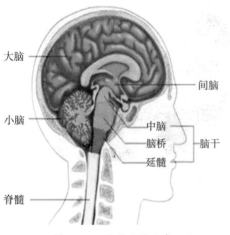

图 1-20　脑干位置示意

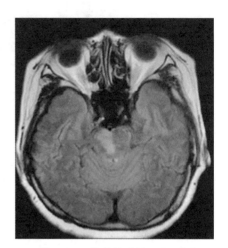

图 1-21　脑干梗死的 MRI 表现

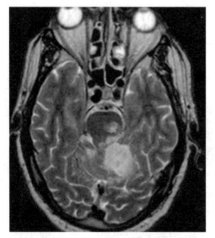

图 1-22　脑干梗死体积小（箭头示）

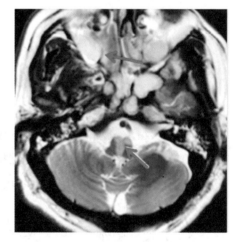

图 1-23　延髓梗死体积大（箭头示）

12. 椎基底动脉供血不足的主要临床表现是什么？

椎基底动脉是脑的重要供血动脉（如图1-24）。椎动脉左右各有一支，它穿行于颈椎两侧的横突孔，向上行进入头颅内，两支血管在脑内合为一支叫基底动脉。椎基底动脉供应脑后部2/5组织的血液，其中包括脑干和小脑。在动脉粥样硬化的基础上，椎基底动脉出现血管内膜增厚、斑块形成、管腔狭窄（如图1-25），或者血液黏稠、流速缓慢，则会导致椎基底动脉系统供血不足，表现有眩晕、平衡障碍、走路蹒跚、口眼㖞斜等症状。中老年人一旦突然出现眩晕，特别是伴有剧烈头痛、呕吐等症状时，应及时请医生诊断，并进行积极治疗。

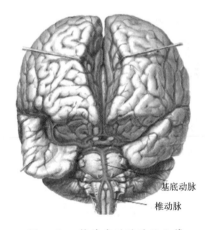

基底动脉
椎动脉

图1-24 椎基底动脉系统血管

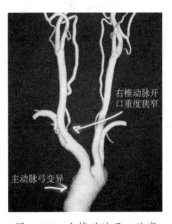

右椎动脉开口重度狭窄

主动脉弓变异

图1-25 右椎动脉开口狭窄

13. 血管性痴呆的主要临床表现是什么？

血管性痴呆是指由脑血管病所导致的痴呆。脑血管病包括脑梗死、脑出血、蛛网膜下腔出血等。脑血管疾病最常见的病因是动脉硬化，较少见的有血液病、胶原病、血管畸形等。

1979 年美国精神病协会规定的标准中指出：痴呆患者在意识清楚时，表现智能低下、记忆力减退，并有下列至少两项不正常：抽象思维、判断力、语言改变、行为改变和人格改变。（如图 1-26）

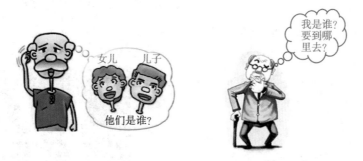

图 1-26　血管性痴呆的临床表现

临床常见的血管性痴呆类型：

（1）多发梗死性痴呆：为最常见的类型，是由于多发的梗死灶所致的痴呆，病变可累及大脑皮质、皮质下及基底节区。临床常有高血压、动脉粥样硬化、反复发作的脑血管病，以及每次发作后留下的或多或少的神经与精神症状，积少成多，最终成为全面的、严重的智力衰退。（如图 1-27）

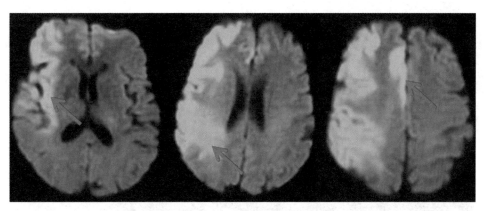

图 1-27 多发梗死性痴呆（图中箭头所示白色部分为梗死灶）

（2）大面积脑梗死性痴呆：患者大面积脑梗死，常死于急性期，少数存活的患者遗留不同程度的神经精神异常，包括痴呆，丧失工作与生活能力。（如图 1-28）

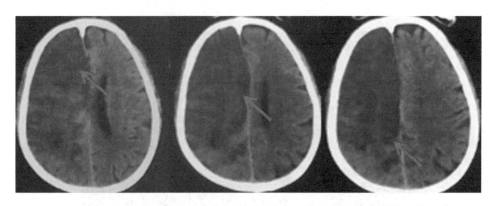

图 1-28 大面积梗死性痴呆（图中箭头所示为右侧大脑中动脉闭塞引起的梗死）

（3）皮层下动脉硬化性脑病（Binswager 病）：因动脉硬化，大脑白质发生弥漫性病变，而出现痴呆。临床表现为智能减退、步态障碍、尿失禁、吞咽困难、饮水呛咳、口齿不清等。（如图 1-29）

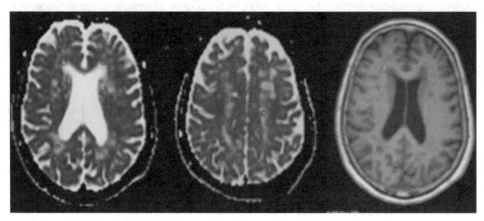

图 1-29　皮层下动脉硬化性脑病 MRI 表现

（4）特殊部位梗死所致痴呆：是指梗死灶虽不大，但位于与认知功能有重要关系的部位，而引起失语、记忆缺损、视觉障碍等。（如图 1-30）

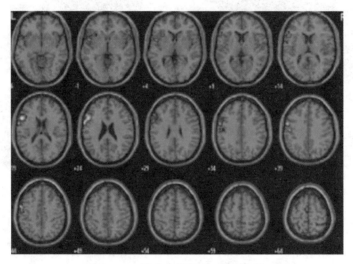

图 1-30　语言中枢梗死 MRI 表现

（5）出血性痴呆：慢性硬膜下血肿、蛛网膜下腔出血、脑出血都可以产生血管性痴呆。（如图 1-31）

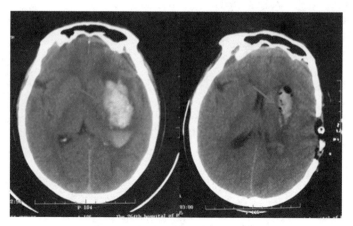

图 1-31　脑出血手术前后 CT 图片

14. 为什么有的脑梗死患者会出现吞咽困难、饮水呛咳？

急性期脑梗死患者发生吞咽障碍的概率为 66.8%，病灶损害延髓，或严重的大脑半球病变，而出现软腭、咽肌、喉肌和舌肌的周围性瘫痪。舌肌麻痹使食物不能充分搅拌为食团，同时不能将食物送到咽部，或食物在咽部运送缓慢，造成食物的吞咽障碍。软腭的病变使鼻咽部不能关闭，咽肌、喉肌病变使提咽无力、喉口关闭不严，造成食物或液体误入鼻腔或喉口，引

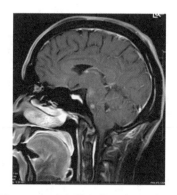

图 1-32　图中箭头所示为脑干梗死

起呛咳，严重时误入肺部，引起肺部感染。因此，脑梗死后出现吞咽困难时，除了要对脑梗死的病因进行积极治疗外，也要对吞咽困难进行康复训练。（如图 1-32）

（朱青峰，罗晓明，陈来照，王国芳，刘晓峰，郭红梅，朱义霞）

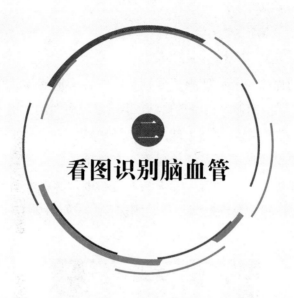

二

看图识别脑血管

1. 供应大脑的血管有哪些?

供应大脑的血管主要有四根,分别是左右各一根的颈动脉和椎动脉。两侧颈动脉主要供应前循环系统的血液,也就是供应两侧大脑半球的血液,右侧颈动脉主要供应右侧大脑半球,左侧颈动脉主要供应左侧大脑半球。两侧椎动脉主要供应后循环系统的血液,右侧椎动脉主要供应右侧小脑,左侧椎动脉主要供应左侧小脑。特殊的是左右椎动脉在颅内合二为一成为基底动脉,基底动脉主要供应脑干和双侧枕叶。(如图2-1)

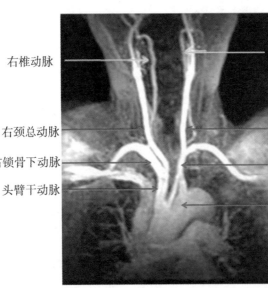

图 2-1 供应大脑的血管

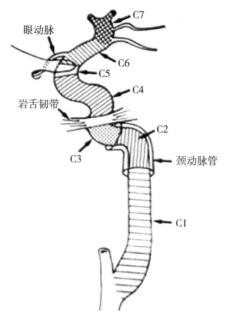

图 2-2　颈动脉的 C1~C7 七个节段

颈内动脉分为 C1 颈段、C2 岩段、C3 破裂孔段、C4 海绵窦段、C5 床突段、C6 眼段、C7 交通段七个节段（如图 2-2）。了解这些节段对脑血管病治疗十分重要。下面每个节段用图例展示。

颈段（C1）：起源于颈总动脉，通常在颈 3~4 或颈 4~5 椎体平面，为颈总动脉两个分支中较大的一支，终止于颈动脉管颅外口。（如图 2-3）

岩段（C2）：位于颈动脉管内，起于颈动脉管颅外口，止于破裂孔后缘。岩段按其行走方向可分为三部：垂直部、弯曲部（颈内动脉后弯）和水平部（向前、向内行走）。（如图 2-4）

破裂孔段（C3）：起于颈动脉管末端，动脉越过孔部，但不穿过这个孔，在破裂孔的垂直管内上升，向着海绵后窦，止于岩舌韧带上缘。破裂孔并非单一的孔道，而是由两部分组成：颅外骨膜上的一个孔和一个垂直管道。后者由破裂孔周围的骨结构和纤维软骨构成。（如图 2-5）

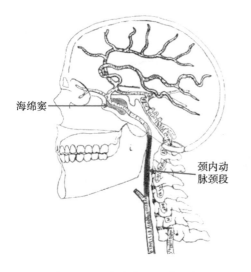

图 2-3　颈内动脉颈段（C1）

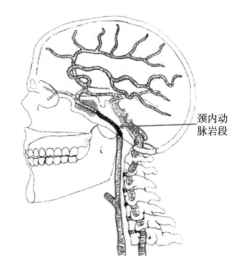

图 2-4　颈内动脉岩段（C2）

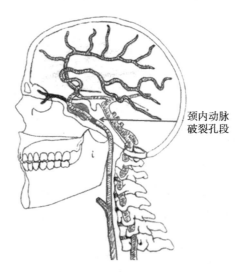

图 2-5　颈内动脉破裂孔段（C3）

　　海绵窦段（C4）：始于岩舌韧带上缘，止于近侧硬膜环。（如图 2-6）这段颈内动脉主要行走于海绵窦内，四周为结缔组织、脂肪、静脉丛和节后交感神经。在海绵窦内，与第六颅神经并行，并发出脑垂体和下视丘的分支。

　　床突段（C5）：起于近侧硬膜环，止于远侧硬膜环。床突段长 4~6mm，斜行于外侧前床突和内侧颈动脉沟之间。床突段 C5 属于硬膜外结构。（如图 2-7）

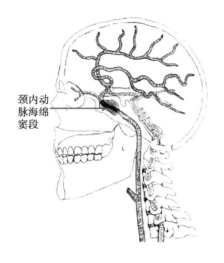

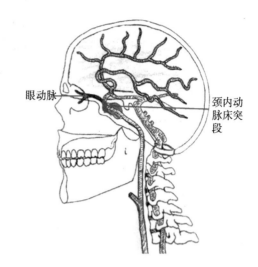

图 2-6　颈内动脉海绵窦段（C4）　　　　图 2-7　颈内动脉床突段（C5）

　　眼段（C6）：起于远侧硬膜环，止于后交通动脉起点的紧近侧。这段颈内动脉常发出两条重要动脉，即眼动脉和垂体上动脉，行颈内动脉造影时能清晰看到眼动脉，而垂体上动脉一般不能显示。（如图 2-8）

　　交通段（C7）：起于紧靠后交通动脉起点的近侧，止于颈内动脉分叉处。此段发出两个重要分支：后交通动脉和脉络膜前动脉。（如图 2-9）

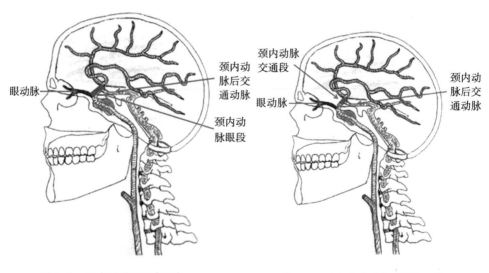

图 2-8　颈内动脉眼段（C6）　　　　　图 2-9　颈内动脉后交通段（C7）

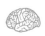

　　颈内动脉分叉以后，主要分为大脑中动脉（如图 2-10）和大脑前动脉（如图 2-11）。大脑中动脉是颈内动脉两个终支中较大的一条动脉。大脑前动脉可分为 A1~A4 段，可以有变异，一侧大脑前动脉发育不良，通过前交通动脉由对侧大脑前动脉供应。

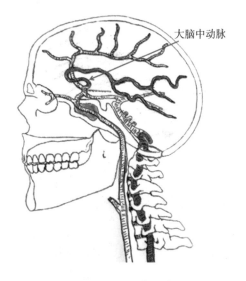

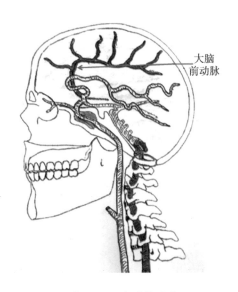

图 2-10　大脑中动脉　　　　　　　图 2-11　大脑前动脉

　　后循环动脉系统的动脉血管，主要由两侧的椎动脉构成，通过枕骨大孔进入颅内，分成脊髓前动脉、脊髓后动脉、小脑后下动脉，然后汇合成基底动脉，然后发出小脑前下动脉、小脑上动脉、大脑后动脉。（如图 2-12）

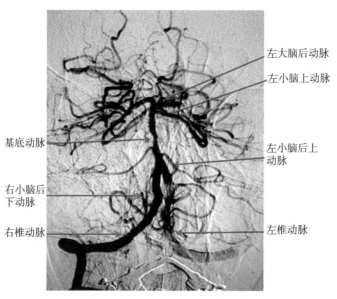

左大脑后动脉
左小脑上动脉
基底动脉
左小脑后上
动脉
右小脑后
下动脉
右椎动脉
左椎动脉

图 2-12　后循环系统的主要血管

2. 供应大脑的血管相互之间有联系吗?

　　供应大脑的血管之间是有相互联系的，就像一个城市的道路交通，虽然密密麻麻，但相互之间联系紧密，如果某一段道路发生堵塞，可通过绕行其他道路到达目的地。脑血管也一样，当某一段脑血管发生堵塞，可以由其他血管分流供应，这就是医学上所说的"侧支循环代偿"。脑内最重要的侧支循环是"Willis 环"。它联系了前循环和后循环的血管。"Willis 环"主要是由两侧大脑前动脉始段、两侧颈内动脉末端、两侧大脑后动脉及前、后交通动脉连接而成。如图 2-13 可以看出，前交通动脉主要连接两侧大脑半球的血液供应，后交通动脉主要连接前循环和后循环之间的血液供应。

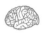

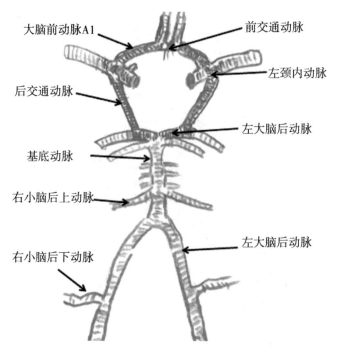

图 2-13 "Willis 环"的主要组成血管

　　另外，大脑的血管除了"Willis 环"相互联系外，尚有一个重要的连接通道，即软膜支代偿（如图 2-14）。就好比两块相邻的稻田地，虽然由不同的水渠供水，但是两块相邻的稻田之间通过地下"管网"还是可以互相"渗透"的（如图 2-15）。

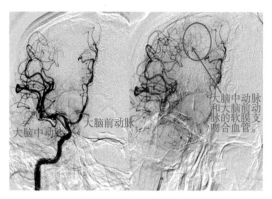

图 2-14　大脑中动脉和大脑前动脉的软膜支
吻合血管

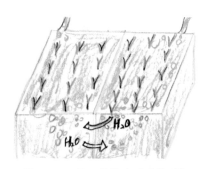

图 2-15　稻田通过地下"管网"
相互渗透

3. 脑血管能摸得着吗？

脑血管在颅内，外面有头皮、颅骨等保护着，是摸不着的。供应大脑的四根主干血管中，左右椎动脉部位较深，隔着皮肤是摸不着的；左右颈动脉部位较浅，在颈部两侧，隔着肌肉、皮肤是可以摸得着的。如图2-16中的绿圈所示，一般情况下，在胸锁乳突肌的内侧缘可触摸到颈总动脉搏动。

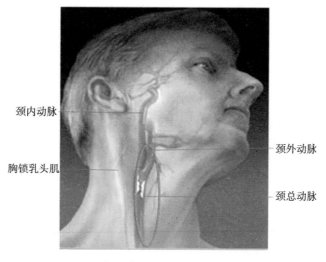

颈内动脉

胸锁乳头肌

颈外动脉

颈总动脉

图 2-16 颈部血管及可摸到颈总动脉搏动的区域

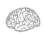

4. 为什么脑梗死的临床表现不一样呢？

在笔者几十年的行医生涯中，经常遇到一些患者朋友问这样一个问题：为什么我的脑梗死和别人表现不一样呢？实际生活中，确实有同是脑梗死，但表现完全不一样的情况，有的患者仅有轻微的流口水、说话不流利，而有的患者却表现为完全偏瘫、失语、甚至昏迷。这就要从人的大脑解剖结构谈起。大家都知道，人的大脑好比司令部指挥全身，但每个部位都有各自独特的功能。比如脑的中央前回是全身的皮层运动中枢，这个部位出现病变，患者表现为对侧肢体偏瘫；中央后回为感觉中枢，这个部位出现病变，患者表现为对侧肢体感觉障碍。大脑不同部位所支配的功能活动不同，如图 2-17 描述了管理手部精细活动的部位、管理下肢活动的部位、管理语言的部位，梗死的部位不同，临床表现就不同；梗死的范围不同，表现的神经功能障碍的程度就不一样。

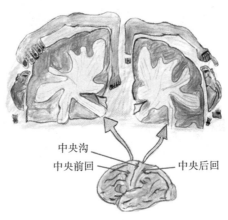

中央沟
中央前回   中央后回

图 2-17　大脑不同部位支配不同功能活动

5. 为什么同样是堵塞一根脑血管，临床表现不同呢？

经常会有患者提问，同样是堵塞一根脑血管，为什么有的患者无任何异常表现，有的患者却可能要命呢？要回答这个问题，就要结合脑血管的解剖了，前文已经叙述供应脑部的血管总共有四根，两根颈内动脉和两根椎动脉，这四根血管在颅内通过一侧侧支循环——"Willis 环"互相联系。如果患者"Willis 环"发育很好，一根血管甚至两根血管完全闭塞后，完全能够通过"Willis 环"代偿，那么这名患者可能不表现任何神经功能障碍；如果患者"Willis 环"部分代偿，则表现为一定程度的神经功能障碍；如果患者"Willis 环"先天发育不良，甚至没有形成完整的"Willis 环"，那么一根血管闭塞后，可能出现严重的神经功能障碍，甚至死亡。

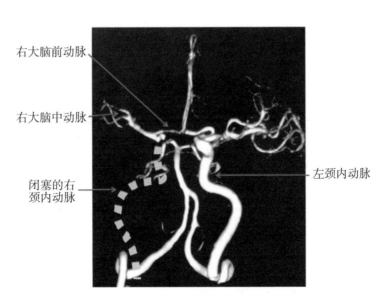

图 2-18　右侧颈内动脉闭塞（虚线部分）

如图 2-18 所示，患者突发左侧肢体轻度无力入院，头部 CT 血管成像（CTA）提示右侧颈内动脉闭塞 (图中黄色虚线部分)，虽然右侧颈内动脉完全闭塞，但患者前交通动脉是开放的，患者没有表现为左侧肢体完全瘫痪，主要原因是供应右侧半球血液的主要血管右颈内动脉完全闭塞，但是有明显的侧支代偿。主要代偿途径：左侧颈内动脉→左侧大脑前动脉 A1 段→前交通动脉→右侧大脑前动脉 A1 段→右侧大脑中动脉。

正所谓脑梗患者千千万，临床表现万万千。

（朱青峰，罗晓明，郝政衡，冯富强，王凤伟，孙奇，周志国）

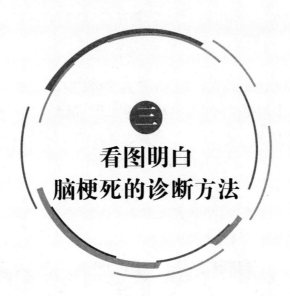

看图明白
脑梗死的诊断方法

1. CT 检查对脑梗死的诊断意义是什么？

  CT 是一种无创性的检查，是诊断脑血管病方便、快捷的方法。对于直径大于 15mm 以上的梗死病灶能够精确的显示，但大多数梗死病灶发病后 24~48h 方能显示清楚。某一患者的临床表现为意识障碍，右侧肢体偏瘫，如图 3-1 和图 3-2 为不同时间段的 CT 检查结果，图 3-1 为发病 9h 左侧基底节区梗死灶不明显，图 3-2 为发病 24h 左侧基底节区梗死灶明显（箭头所示）。再如图 3-3 为某急性脑梗死患者普通头颅 CT，虚线红圈部分为低密度区域，提示梗死区域或水肿区域。

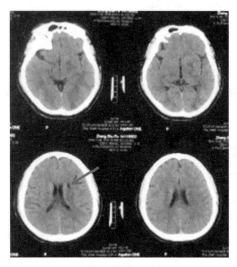

图 3-1 脑梗死患者发病 9h 的 CT

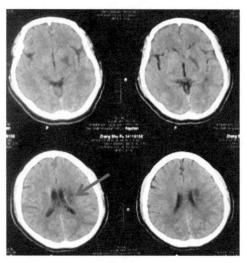

图 3-2 脑梗死患者发病 24h 的 CT

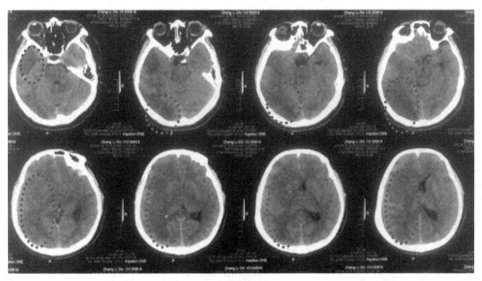

图 3-3　急性脑梗死患者普通头颅 CT 检查结果

2. CT 灌注（CTP）检查对脑梗死的诊断意义是什么？

CT 灌注（CTP）是在静脉快速团注对比剂时，对感兴趣区层面进行连续 CT 扫描，从而获得感兴趣区时间—密度曲线，并利用不同的数学模型，计算出各种灌注参数值，因此能更有效并量化反映局部组织血流灌注量的改变，这是一种 CT 应用领域的前沿科技，对明确病灶的血液供应以及急性脑梗死的诊治具有重要意义，如图 3-4 分别显示了 CTP 的几个主要参数图像：脑血流量（cerebral blood flow，CBF）、脑血容量（cerebral blood volume，CBV）、平均通过时间（mean transit time，MTT）、达峰时间（time to peak，TTP）和最终核磁共振（MRI）显示的梗死区域一致（主要以右枕叶为主，如图 3-5）。对 CBF 轻度减低而 CBV 轻度增高或正常的两者不匹配区域就是缺血半暗带区域，CBF 和 CBV 都明显下降的区域就是不可逆的

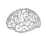

梗死区域，CBF和CBV都中等下降的区域就是缺血梗死的危险状态。MTT对区分正常脑组织和缺血脑组织非常敏感，它对慢性缺血组织及小范围缺血组织的显示较CBF及CBV敏感。

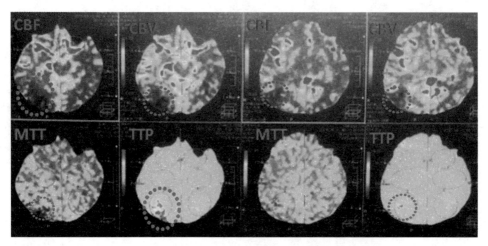

图3-4 急性脑梗死患者CT灌注

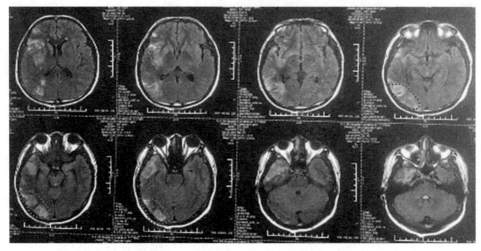

图3-5 同一个急性脑梗死患者头颅MRI（红圈部分显示最终梗死病灶）

3. CT 血管成像（CTA）检查对脑梗死的诊断意义是什么？

在前面我们已经谈到，人的大脑就像一块稻田地，脑细胞就像秧苗，脑血管就像供应稻田的各种水渠，水渠堵塞造成稻田缺水，秧苗就会旱死；脑血管堵塞，造成脑细胞缺血、缺氧，就会导致脑梗死。所以脑梗死时不仅要查头颅 CT 明确是否有梗死灶、梗死灶的范围，而且要针对供应大脑血液的血管进行检查，明确有没有大的血管闭塞。目前，机械取栓治疗大血管闭塞引起的脑梗死效果良好。而 CT 血管成像（CTA）检查快捷、方便，做 CT 时就可以进行一站式检查。所以有经验的医师接诊脑梗死患者时，往往同时要进行 CTA 检查。如图 3-6 所示，患者突发右侧肢体偏瘫、失语9h，头颅 CT 提示左侧颞顶叶低密度梗死灶，CTA 提示左侧大脑中动脉 M2分支闭塞（图中箭头所示），病因明确。

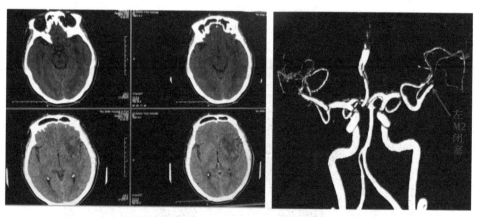

图 3-6　脑梗死患者 CT 和 CTA 检查结果

4. 头部核磁共振检查（MRI）对脑梗死的诊断意义是什么？

核磁共振检查（MRI）是一种生物磁自旋成像技术。它利用人体内的共振信号，经计算机放大，进行图像处理和重建后得到磁共振成像。与X线比较，MRI对人体无辐射伤害；与CT比较，MRI分辨率高，能分辨出直径1mm左右的病灶，大大提高诊断的准确性。

对于早期脑梗死患者来说，CT检查可能显示不出病灶。但在MRI上，由于血管闭塞后合并脑组织水含量的变化，MRI检查对组织游离水含量变化的敏感性高，故MRI检查在1h左右即可检出这些变化，为早期判断脑血管病的性质、范围及部位提供了更好的方法。比如，患者，男性，56岁，突发昏迷，右侧肢体瘫痪4h，头颅CT显示双侧小脑未见明显梗死灶（如图3-7），但头颅MRI已经能够清晰显示双侧小脑的缺血灶（如图3-8红圈部分），核磁共振血管成像（MRA）清晰显示病因，为基底动脉闭塞（如图3-9绿线部分）。

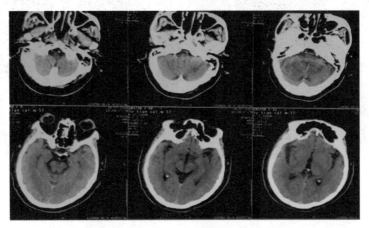

图3-7 脑梗死患者发病4h普通头颅CT

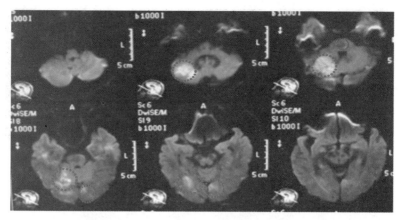

图 3-8　脑梗死患者发病 4h 头颅 MRI

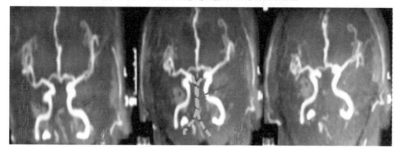

图 3-9　脑梗死患者发病 4h 头颅 MRA

5. 核磁共振血管成像（MRA）检查对脑梗死的诊断意义是什么？

脑梗死时不仅要查头颅 CT 或 MRI 明确是否有脑梗死，知晓脑梗死的范围、大小，而且要针对供应大脑血液的血管进行检查，明确有没有大的血管闭塞。MRA 能够明确血管有无闭塞，为治疗提供依据，同时它是一种无创检查，也不需要像 CTA 检查时要静脉给予对比剂。缺点是检查时间稍长，大约需要 30min。如图 3-10 为 MRA 检查了解血管闭塞情况。

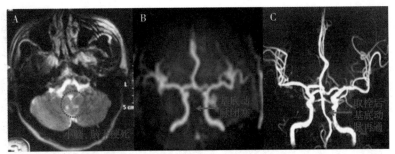

图 3-10　图 A 为 MRI 示小脑、脑干梗死；图 B 为 MRA 示
基底动脉闭塞；图 C 为 MRA 示取栓后基底动脉再通

6. 颈部血管超声检查对脑梗死诊断有什么意义？

脑梗死属于脑血管病，脑血管病病根在血管，而颈部血管超声检查（如图 3-11）是一种便捷、无创的检查，能够显示血管内膜是否增厚，是否有粥样斑块（如图 3-12）形成，血管腔有无狭窄，知晓血流方向、血流速度等。国家卫生健康委脑卒中防治工程委员会（脑防委）将颈动脉超声检查作为筛查脑中风的重要检查手段。血管形态学、峰值流速与狭窄关系（即最大流速），彩色图像能更直观地显示血流变化：顺向血流为红色、逆向血流为蓝色、红蓝相间的血流为涡流。正常血流速度为 40~100cm/s，狭窄 50% 血流速度为 170cm/s，狭窄 70% 血流速度为 230cm/s，狭窄 80% 血流速度为 300cm/s，狭窄 90% 血流速度为 350cm/s。

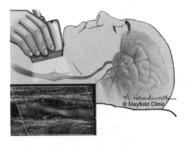

图 3-11　颈部血管彩超

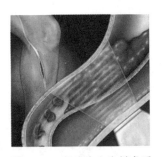

图 3-12　颈动脉斑块模式图

7. 经颅超声多普勒检查（TCD）对脑梗死诊断有什么意义？

经颅超声多普勒（TCD）是一种非创伤性血流动力学检查方法，它利用多普勒效应来测定动静脉的血流速度，并记录血流波形。在临床上 TCD 常用于检测脑底大动脉的血流速度和脉动性，获得关于受检动脉血流动力学变化的资料，从而反映脑血流量和脑代谢状态的情况。

检查颅外颈部血管时，探头放在颈部气管旁或下颌角处，可以得到颈总动脉或颈内动脉的血流信号；检查颈内血管用脉冲式多普勒仪，将探头放在颞部太阳穴处，可得到大脑中动脉、大脑前动脉、大脑后动脉的血流信号；探头放在枕后部中线位置，可得到椎动脉和基底动脉的血流信号；探头放在闭合的眼睑上，可得到眼动脉和颈内动脉颅内段的血流信号。通过超声诊断仪上显示出的血流方向、血流速度和血流动的情况，即可诊断颅内外的脑血管有无狭窄和阻塞。

如图 3-13，图 A 为脑梗死患者经颅 TCD：经颅窗未探及左侧大脑中动脉血流信号，深度区间可探及血流信号不延续，信号不清，形态圆钝，起始处血流速度显著减轻；右侧大脑中动脉血流频谱紊乱伴涡流及杂音，局限性血流速度增快。TCD 诊断：①左侧大脑中动脉起始处闭塞可能；②右侧大脑中动脉 M1 段狭窄。图 B 为同一患者的 MRA，提示右侧 M1 狭窄，左侧 M1 闭塞，和 TCD 结果一致。

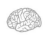

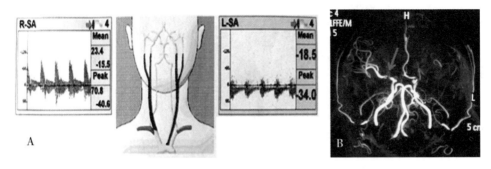

图 3-13　脑梗死患者经颅 TCD 和 MRA 检查结果图

血糖检查对脑梗死有什么意义？

糖尿病不仅是脑梗死的一个重要病因，而且高血糖状态对缺血性脑血管病的病情及预后有显著的影响。据报道，血糖在 13.4mmol/L 以上的患者，脑梗死的危险性是血糖控制较好者的 2 倍，是非糖尿病者的 4~5 倍。缺血性脑卒中死亡患者中，糖尿病是非糖尿病患者的 2 倍甚至 2 倍以上。糖尿病的患者脑血流自动调节受损，局部脑血流量下降，内皮细胞损害，血小板黏附力增加，并促使血小板凝聚，使血液处于高凝状态，血浆黏稠度增高，脑灌注减少，致使脑梗死症状加重。因此，脑梗死时及时诊断糖尿病和控制血糖有重要的意义。（如图 3-14）

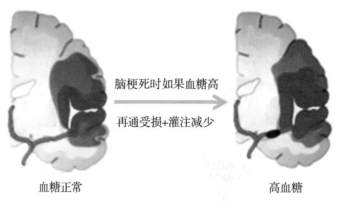

脑梗死时如果血糖高

再通受损+灌注减少

血糖正常   高血糖

图 3-14　血糖对脑梗死的意义

9. 血脂检测对脑梗死有什么意义?

　　血脂的主要成分是胆固醇、甘油三酯、高密度脂蛋白、低密度脂蛋白等。高脂血症的患者由于脂质代谢的异常，脂质沉积，常可引起动脉粥样硬化的发生（如图 3-15）。动脉粥样硬化是心脑血管疾病的主要病理基础。尽管目前认为，血脂对脑血管病的影响没有血脂对动脉粥样硬化和缺血性心脏病的影响大，但仍认为血脂水平的异常是脑血管病产生的重要基础。高血脂时体内自由基清除剂如超氧化物歧代酶（SOD）等活性降低，产生大量的脂质过氧化物，引起前列环素 / 血栓素 A2 失调，血小板聚集性增强，释放 5- 羟色胺，并增加凝血活性，这些因素间又相互影响，损伤内皮细胞，刺激平滑肌，形成泡沫细胞，从而发生动脉粥样硬化（如图 3-16）。高脂血症主要影响大的脑动脉，高血压主要影响颅内小血管。使用降脂药物可使脑血管病危险性显著降低。故调节血脂是防治脑血管病的重要措施，临床上血脂检测对脑血管病有着重要的意义。

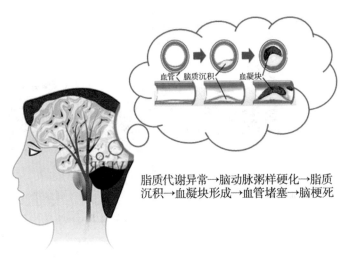

图 3-15　动脉粥样硬化发病机制

脂质代谢异常→脑动脉粥样硬化→脂质
沉积→血凝块形成→血管堵塞→脑梗死

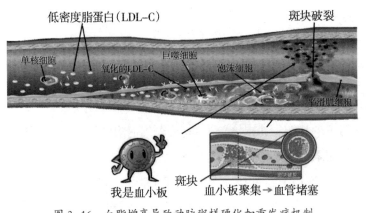

图 3-16　血脂增高导致动脉粥样硬化加重发病机制

10. 同型半胱胺酸检测对脑梗死有什么意义？

同型半胱氨酸是一种含巯基的氨基酸，它是蛋氨酸和半胱氨酸代谢过
程中一个重要的中间产物。高同型半胱氨酸血症是动脉粥样硬化和血栓形

成等心脑血管疾病发病的独立危险因素。同型半胱氨酸可能造成内皮损伤和功能异常，刺激血管平滑肌细胞增生，破坏机体凝血和纤溶的平衡，影响脂质代谢等，使机体处于血栓前状态，促进脑血管内血栓形成（如图3-17），从而增加了心脑血管疾病发病的危险性。高同型半胱氨酸血症的发生与机体缺乏叶酸、维生素B6、维生素B12等营养有关，通过增加富含以上物质的蔬菜、水果、谷类、鱼类等食物摄入，适量服用叶酸可使血同型半胱氨酸含量降至正常范围，从而可能降低脑血管病再发的危险性。

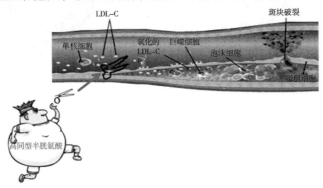

图 3-17　同型半胱氨酸增高导致动脉粥样硬化加重发病机制

11. 心电图检查对脑梗死的诊断有什么意义?

　　在临床上，因房颤而引起的脑梗死已成为中老年人的致命杀手。房颤是心房纤维性颤动，也就是心房颤动的简称。房颤多见于风湿性心瓣膜病、冠状动脉粥样硬化性心脏病（简称冠心病）、高血压病、心肌病、甲亢引起的器质性心脏病患者。由于房颤，心房失去收缩能力，导致左心房内血流不畅而瘀滞，在凝血因子活化下，红细胞易于聚集，并与血浆中的纤维蛋白相结合，容易形成血栓。脱落的栓子可进入体循环动脉，随血液到处流窜，如堵塞脑部血管则导致脑梗死发生，所以脑梗死时一定要做心电图

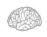

检查。如图 3-18 为心房纤颤时血栓脱落引起脑梗死。

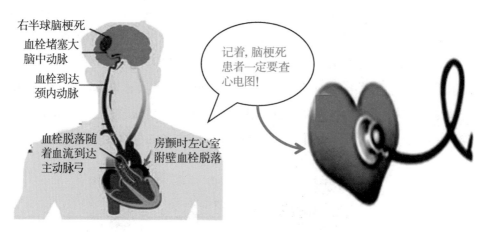

图 3-18　心房纤颤时血栓脱落引起脑梗死

12. 数字减影血管造影（DSA）对脑梗死诊断有什么意义？

数字减影血管造影（DSA）是利用 X 线诊断脑血管病的检查手段。DSA 可以显示血管的形态改变，如血管扩张、痉挛、狭窄、扭曲、阻塞，动静脉畸形、动脉瘤等。对于脑梗死，DSA 不仅能够明确供应脑组织的血管是否通畅，而且能够了解侧支循环情况，如果侧支循环好，即使较大的血管闭塞，则梗死范围不一定很大，临床症状不一定很重，所以，DSA 对于脑梗死的诊断具有重要价值，是评价脑血管的金标准。

实战病例 1：患者，男性，65 岁，突发失语、右侧肢体偏瘫 6h 入院，如图 3-19 DSA 显示左侧大脑中动脉 M1 段急性闭塞（红箭头所示），大脑中动脉支配区域（虚红圈所示）右大脑前动脉的软膜支和后交通动脉的软膜支代偿支配。如图 3-20 DSA 显示，取栓后 M1 再通，正向血流恢复后，右大脑前动脉的软膜支和后交通动脉的软膜支代偿消失。所以 DSA 不仅能显示一级侧支循环，也能显示以软膜支代偿为主的二级侧支循环，DSA 是诊断脑血管疾病的金标准。

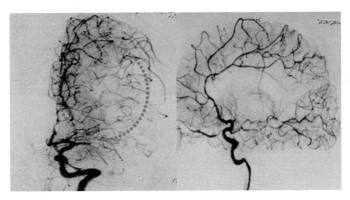

图 3-19　支架取栓前 DSA 显示

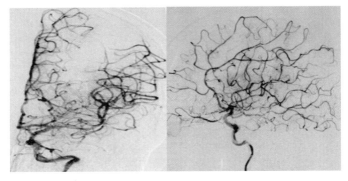

图 3-20　支架取栓后 DSA 显示

实战病例 2：患者，男性，69 岁，反复发作性头晕 6 个月，右侧锁骨下动脉闭塞，右侧椎动脉开口重度狭窄，给予右椎动脉开口支架置入后，头晕症状消失。

DSA 的优势：不仅能够反映出大血管闭塞情况（如图 3-21 双箭头所示锁骨下动脉闭塞），而且能够反映出侧支血管代偿情况（如图 3-21 单箭头所示）。

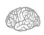

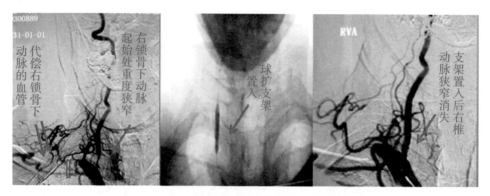

图 3-21　DSA 显示右侧椎动脉狭窄及支架治疗情况

（朱青峰，禹书宝，朱义霞，郭红梅，孙奇）

四

看图了解
脑梗死的药物治疗

1. 什么是急性脑梗死的静脉溶栓治疗？

前面已经讲述脑梗死的原因是供应脑组织的脑血管堵塞了，那么最有效的治疗当然是使堵塞的血管再通，而使闭塞血管再通的主要措施是时间窗4.5h内的静脉溶栓、6h内的动脉溶栓和6~24h的机械取栓。将溶栓药物（尿激酶、组织型纤溶酶原激活物即r-tPA）通过外周静脉途径输入，随着血液循环，溶栓药物到达脑血管堵塞部位，使血栓溶解、血管再通，使缺血的脑组织获得再灌注，受损伤的脑细胞发生可逆性的改变，从而恢复脑功能。

如图4-1所示，左侧大脑中动脉堵塞显示相应区域出现脑梗死。如图4-2所示，时间窗内静脉溶栓后，血栓溶解，左侧大脑中动脉再通。

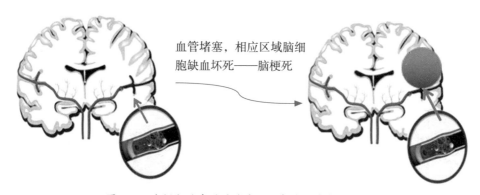

血管堵塞，相应区域脑细胞缺血坏死——脑梗死

图 4-1　左侧大脑中动脉堵塞显示相应区域出现脑梗死

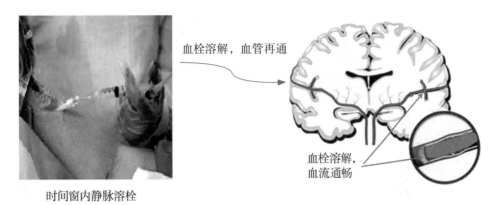

血栓溶解，血管再通

血栓溶解，
血流通畅

时间窗内静脉溶栓

图 4-2　静脉溶栓后左侧大脑中动脉再通

2. 什么是急性脑梗死的动脉溶栓治疗？

　　由于静脉溶栓的时间窗较短（4.5h），对于超过静脉溶栓时间窗的患者可以采用动脉溶栓，动脉溶栓的时间窗可以延长到6h，可以使一部分患者得到有效治疗。动脉溶栓是通过血管介入方法，将微导管直接到达闭塞血管部位进行接触性溶栓。和静脉溶栓相比较，它的优点是溶栓药物直接和血栓接触，具有用量小、血管再通率高的优点。如图 4-3 所示实战病例影像学资料，右侧大脑中动脉急性闭塞大面积脑梗死昏迷患者，经过动脉溶栓后，血栓溶解，右侧大脑中动脉再通。

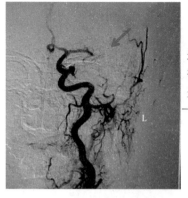

通过股动脉插管，微导管穿过血栓到达远端血管

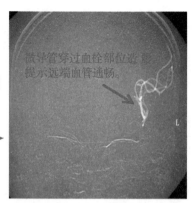

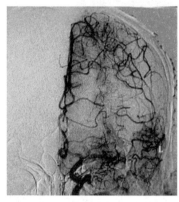

微导管动脉内接触溶栓后远端血管通畅

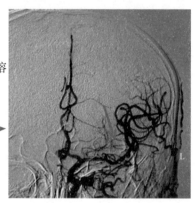

图 4-3　动脉溶栓

3. 缺血性脑血管病的抗凝治疗有何意义？

　　抗凝治疗是治疗缺血性脑血管病很早就采用的方法，抗凝药物通过直接或间接抑制凝血酶的生成起到对抗凝血的作用。目前常用的抗凝剂有针剂和口服药两类。前者包括肝素钠、肝素钙、低分子量肝素等，后者包括藻酸双酯钠、华法林等。临床上有时将抗凝治疗作为溶栓治疗的辅助治疗。需要注意，抗凝治疗有出血、过敏及血小板减少等并发症，因此应用抗凝药物时要进行凝血监测，警惕并发症的出现。如图 4-4 显示抗凝治疗血栓形成过程，如图 4-5 显示抗凝药物的作用过程。

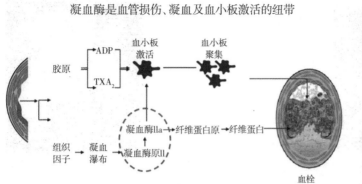
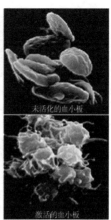

图 4-4 抗凝治疗血栓形成机制

图 4-5 抗凝药物作用过程

4.

缺血性脑血管病的抗血小板聚集治疗有何意义?

脑梗死之所以发生，主要是各种原因导致凝血系统启动，血小板聚集，最终血栓形成，导致血管闭塞。抗血小板聚集剂可减少微栓子的发生，降低缺血性脑血管病的发病率。最常用的药物是阿司匹林、氯吡格雷，这些

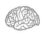

药物的作用是抑制血小板内的环氧化酶活性，从而阻止花生四烯酸转化为血栓烷 A2，使血栓烷 A2 生成减少，从而防止血小板聚集（如图 4-6）。

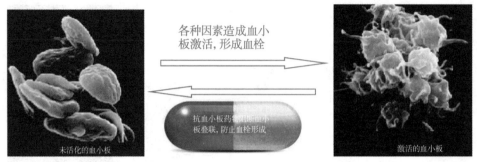

没有活化的血小板存在于血管中　　　　　　激活的血小板产生叠联最终形成血栓

图 4-6　抗血小板治疗血栓形成机制

5. 缺血性脑血管病的降纤治疗有何意义？

对于缺血性脑血管病而言，降纤治疗是一种重要的治疗措施，有时候能起到很好的治疗效果。这是因为降纤治疗可以通过降解血液中的纤维蛋白原，增强纤溶系统活性，改善血液的易凝状态，加快血液流速，从而发挥其抗凝和降纤作用，达到抑制血栓形成的目的。降纤治疗尤其对高纤维蛋白原血症效果更为明显。它适合于缺血性脑血管病的早期，对恢复期疗效差。（如图 4-7）

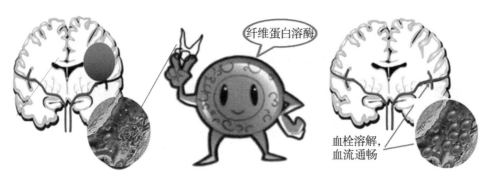

图 4-7　纤维蛋白溶酶作用

6. 急性脑梗死的扩容治疗有何意义？

　　扩容治疗在脑梗死急性期可以稀释血液，增加血液流动性，改善氧和营养物质的供应，从而保护脑组织，减少梗死面积。常用的稀释液有低分子右旋糖酐和 6% 羟乙基淀粉。（如图 4-8）

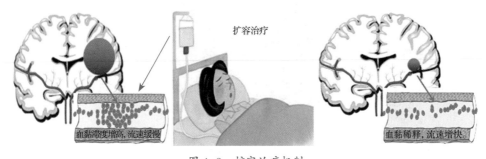

图 4-8　扩容治疗机制

7. 脑梗死时脑保护治疗有何意义?

近年来的研究发现,脑梗死时,脑缺血缺氧造成的能量代谢障碍、兴奋性神经介质释放、钙过量内流、自由基损伤等一系列缺血性瀑布病理过程,是导致缺血性脑损伤的中心环节。为了延长脑细胞耐受缺血的时间和恢复溶栓后脑细胞的生存能力,常常在治疗过程中加用脑细胞保护剂。急性脑梗死病理损伤过程的各个环节和脑保护剂作用如图 4-9 所示。常用的脑细胞保护剂分为:①钙通道阻滞药,包括尼莫地平、氟桂利嗪、尼卡地平等;②自由基清除剂,包括甘露醇、地塞米松、维生素 E、维生素 C、辅酶 Q10、神经节苷脂等;③脑细胞保护剂,包括 ATP、辅酶 A、细胞色素 C、胞磷胆碱、脑活素、都可喜、甲氯芬酯等。

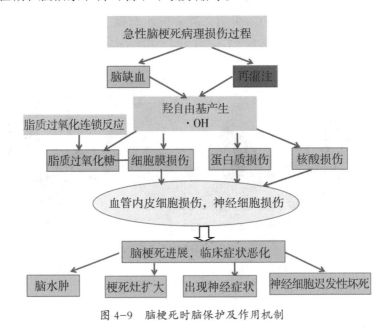

图 4-9 脑梗死时脑保护及作用机制

(朱青峰,罗晓明,陈来照,刘晓峰,禹书宝)

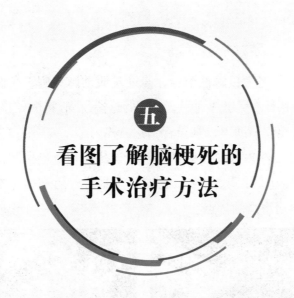

五

看图了解脑梗死的
手术治疗方法

1. 脑梗死的动脉溶栓治疗是怎么操作的？

　　动脉溶栓也称之为接触性溶栓，是通过股动脉穿刺，在血管造影机的路途功能下，将中间导管超选到闭塞血管的近端，小心将微导丝穿过血栓（如图 5-1），在微导丝辅助下，微导管到达血栓内部（如图 5-2），通过微导管将溶栓药物直接注射到血栓内部，使溶栓药物和血栓接触，发挥溶栓药物溶解血栓的作用（如图 5-3）。它的优点是溶栓药物和血栓接触，具有用量小、血管再通率高的特点。

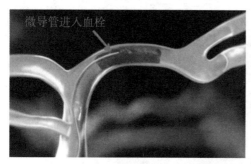

图 5-1　微导丝穿过血栓

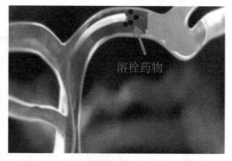

图 5-2　溶栓药物通过微导管注射到血栓内部

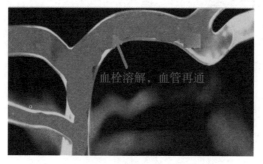

图 5-3　血栓溶解，血管再通

2. 脑梗死的机械取栓治疗是怎么操作的？

　　所谓机械取栓，就是应用一种特殊的装置（支架、penumbra 器械），穿过或到达脑血管闭塞部位，将堵塞血管的栓子通过特殊的装置取出或吸出，实现血管再通的一种血管内治疗方式。这种方式血管再通率高（84%~98%）。机械取栓的目的是在不可逆的神经损伤之前尽早恢复脑组织血供，挽留尚处于缺血状态但是未坏死的脑组织。缺血脑组织血供恢复的越早，患者的预后越好。机械取栓的步骤：通过股动脉穿刺，在血管造影机的路途功能下，将中间导管超选到闭塞血管的近端（如图 5-4），小心将微导丝穿过血栓（如图 5-5），然后微导丝完全穿过血栓，到达闭塞血管远端（如图 5-6），微导管沿着微导丝导引穿过血栓（如图 5-7），撤出微导丝后，通过支架导管装入支架系统，支架沿着支架导管到达血栓远端后，回撤支架导管，使 Solitaire™ FR 在血栓内逐渐释放（如图 5-8），Solitaire™ FR 完全在血栓内释放，支架和血栓相互"嵌顿"一起（如图 5-9），停留 5min，使支架和血栓充分的结合后，回撤 Solitaire™ FR，使支架和血栓一起向近端导引导管方向移动（如图 5-10），继续回撤 Solitaire™ FR，使支架和血栓一起拉向导引导管而移出体外（如图 5-11），从而使闭塞血管再通。

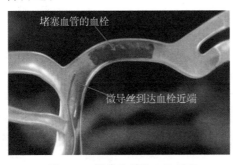

图 5-4　微导丝到达血栓近端

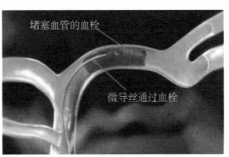

图 5-5　微导丝穿过血栓

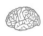

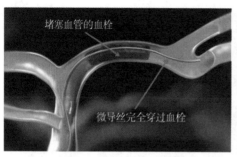

图 5-6　微导丝完全穿过血栓

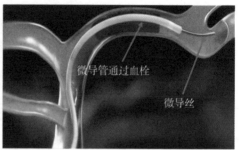

图 5-7　微导管穿过血栓

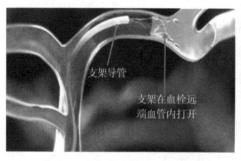

图 5-8　支架在血栓内逐渐释放

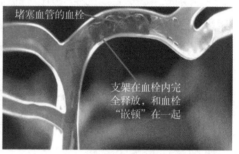

图 5-9　支架完全释放在血栓内

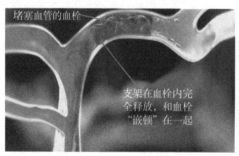

图 5-10　支架和血栓共同后撤

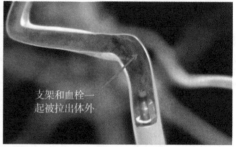

图 5-11　支架和血栓一起被拉出体外

3. 脑梗死机械取栓时常用的取栓支架有哪些?

目前国内的主要取栓支架有 Solitaire ™ FR 血流重建装置（如图 5-12）、

Trevo 支架（如图 5-13）、Revive SE 支架（如图 5-14）、Aperio® 取栓支架
（如图 5-15）。

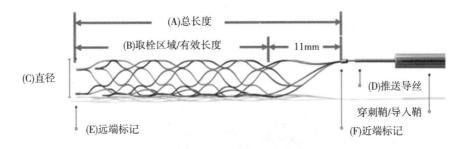

图 5-12　Solitaire™ FR 支架的结构

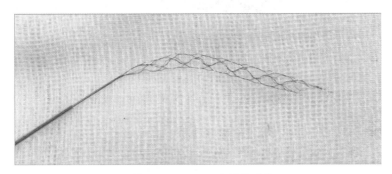

图 5-13　Trevo 支架的结构

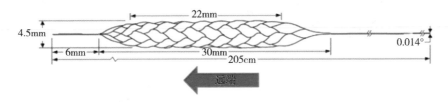

图 5-14　Revive SE 支架的结构

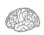

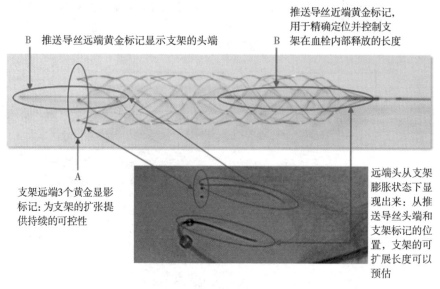

B 推送导丝远端黄金标记显示支架的头端

推送导丝近端黄金标记,用于精确定位并控制支架在血栓内部释放的长度 B

A

支架远端3个黄金显影标记: 为支架的扩张提供持续的可控性

远端头从支架膨胀状态下显现出来: 从推送导丝头端和支架标记的位置, 支架的可扩展长度可以预估

图 5-15　Aperio® 取栓支架的结构

4. Solitaire™ FR 支架有什么特点?

Solitaire™ FR 支架,是唯一有充分循证医学证据的支架取栓装置（Ⅰ类证据,A 级推荐）。它的特点是折叠式,能够根据血管支架展开,血栓嵌顿能力强,取栓效果好。（如图 5-16）

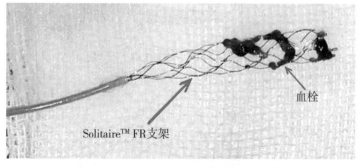

血栓

Solitaire™ FR支架

图 5-16　Solitaire™ FR 支架及取出的血栓

5. Trevo 支架有什么特点?

　　Trevo 支架是远端闭合取栓支架，它的特点是全程可视且远端闭合。Trevo 支架每个取栓支架最多可使用 3 次，每根血管最多可使用 6 次。它的特点是远端相对闭合，理论上讲可以防止血栓逃逸，提高取栓效率。（如图 5-17）

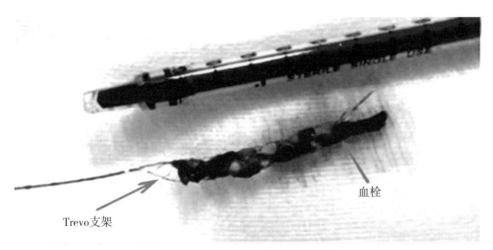

血栓

Trevo支架

图 5-17　Trevo 支架及取出的血栓

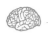
6. Revive SE 支架有什么特点?

Revive SE 支架是 4.5mmOD 镍钛合金装置（适用于 1.5~5mm 直径的血管）。它的特点是独特的远端闭合设计，由大渐小的网格设计，22mm 工作长度，13cm 近端不透光标记 /6mm 远端不透光标记，0.14 "OD 输送丝，可配套 0.021" 的微导管使用。闭合远端能够捕捉取栓过程中可能脱落的栓子。（如图 5-18）

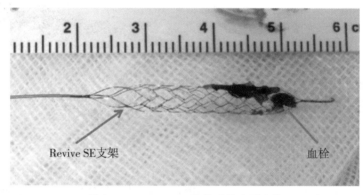

图 5-18　Revive SE 支架及取出的血栓

7. Aperio® 支架有什么特点?

Aperio® 支架材料及构成是一个自膨式的、镍钛合金的装置。它的特点是由支架取栓篮、支架标记点、芯轴标记带、鞘管组成；双重标记定位，更能精确确定取栓位置；独特开环设计，更易抓取血栓，且更易通过迂曲血管；更多开闭环保证径向血管支撑力，迅速恢复血流使血管再通；更多工作环保证与血栓结合更紧密，抓取更小的血栓，取栓更完全；能够3段调节工作长度，与0.021微导管均兼容。该装置对血管再通，适合各种直径的血管取栓，特有直径3.5mm的规格，是目前唯一可取1.5mm血管血栓的支架。（如图5-19）

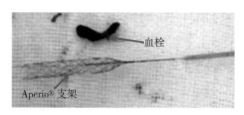

图 5-19　Aperio® 支架及取出的血栓

8. 什么是双支架取栓技术？

颅内动脉闭塞一般使用单支架取栓（如图5-20）即可，对于颅内动脉闭塞节段较长、血栓负荷量较大时，有时需要使用2个支架同时释放取栓，称之为双支架取栓（如图5-21）技术。这种技术能够提高取栓效率，提高血管再通率。

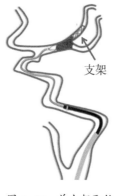

图 5-20　单支架取栓

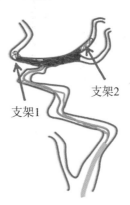

图 5-21　双支架取栓

实战病例：患者，男性，67 岁，突发昏迷、肢体活动障碍 9h 入院。如图 5-22，图 A 中红箭头示基底动脉尖和双侧大脑后动脉闭塞；图 B 中红箭头示第一个支架已经穿过左侧大脑后动脉 P2 段，左侧大脑后动脉部分显影；图 C 中红箭头示第一个支架穿过左侧大脑后动脉 P1 段，第二个支架穿过右侧大脑后动脉 P2 段；图 D 示双支架释放后的图像；图 E 示双支架取出的血栓；图 F 示双支架取栓后，基底动脉尖和双侧大脑后动脉完全再通。

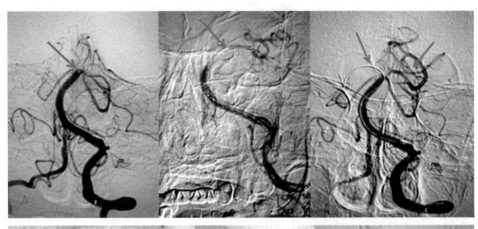

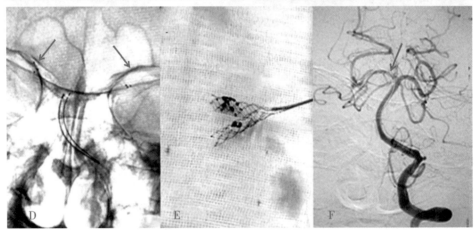

图 5-22　双支架取栓实战病例影像图

9. 什么是 Penumbra 抽吸取栓？

Penumbra 血栓抽吸系统是一种可取出血栓的装置，该装置通过特殊设计的导管及血栓分离器进行碎栓及吸栓，以微创方式获得血管再通。它的治疗原理是：首先将抽吸导管推到栓塞部位，有时需越过栓塞部位，通过抽吸导管导入血栓分离器，随后将分离器反复进出抽吸导管，从而起到分离血栓的作用，通过电泵产生的负压将血栓碎片抽吸入导管，以达到再通病变血管，降低远端血管栓塞。Penumbra 再灌注导管采用抽吸和机械碎栓技术，该技术还在不断改进中，2010 年推出了 0.54 的导管，还出了新的分离器。取栓系统工作如图 5-23 所示：图 A 根据闭塞血管直径选用不同型号的 Penumbra 再灌注导管，使之穿过闭塞血管的血栓部位；图 B 合适型号的 Penumbra 再灌注导管摄取血栓；图 C 打开主机开关，清除导管口部位的血栓；图 D 打开主机开关，吸出血栓碎块，实现血管再通。

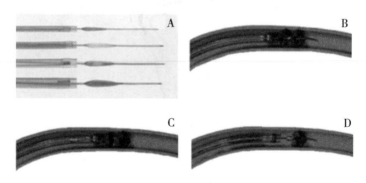

图 5-23　Penumbra 血栓抽吸系统工作示意图

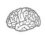

10. 什么是 Solumbra 取栓技术?

Solumbra 取栓技术是 Solitaire™FR 支架取栓技术和 Penumbra 血栓抽吸技术的结合,简称 Solumbra 技术。使用此技术时,要用到标配的技术:① 8F 导引导管(6F 的长鞘)+6FNavien 和② 6F 导引导管 +5FNavien,如图 5-24 红箭头示 Navien 抽吸导管在回撤支架时持续抽吸,能够防止血栓逃逸,提高取栓效果。

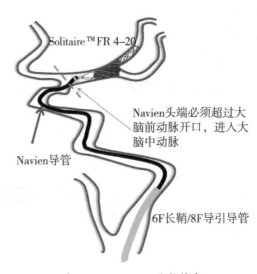

图 5-24 Solumbra 取栓技术

实战病例:患者,女性,65 岁,突发意识障碍 13h 入院,诊断为基底动脉闭塞,科学评估后适合机械取栓。如图 5-25 中图 A 箭头示基底动脉闭塞;图 B 示支架取出和抽吸出来的血栓;图 C 示血管完全再通,术后患者恢复良好。

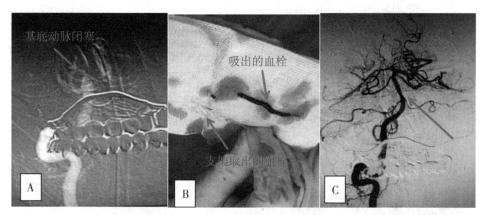

图 5-25　Solumbra 取栓技术实战病例影像图

11. 什么是 SWIM 取栓技术?

SWIM 取栓技术即颅内支撑导管辅助 Solitaire™ FR 支架取栓技术。它的特点是取栓时，Navien 导管在导丝辅助下，到达离闭塞部位尽可能高的部位，但当取栓支架释放后，利用支架远端在血管内释放后在血管壁的铆定力量，轻轻推送 Navien 导管，还可以再向闭塞部位移动一段距离，这样大管腔的导引导管无限接近闭塞部位可以防止血栓逃逸，也可以提高抽吸效果，提高取栓效率。

实战病例：患者，男性，65 岁，突发意识障碍伴有左侧肢体偏瘫入院。如图 5-26，图 A 箭头所示右侧大脑中动脉 M2 段闭塞；图 B、C 显示支架释放后造影情况；图 D 显示 SWIM 技术细节；图 E 显示支架取出及导管吸出的血栓；图 F 显示 SWIM 技术取栓后，血管完全再通。

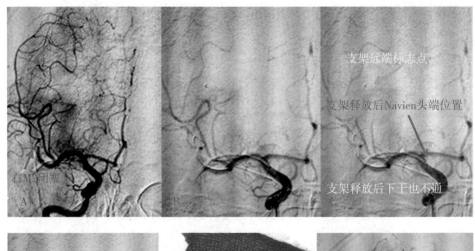

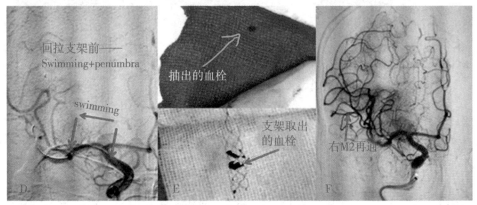

图 5-26　SWIM 取栓技术实战病例影像图

12. 脑梗死机械取栓的时间窗是多长?

时间窗的概念一直伴随着急性缺血性脑卒中治疗的历史,1995 年开启了 r-tPa 静脉溶栓治疗时代的 NINDS 研究,强调了 4.5h 静脉溶栓的时间窗;尿激酶动脉内溶栓的时间窗限定在 6h。关于机械取栓的时间窗,不同的研究患者纳入时间窗也不尽相同。来自加拿大的前循环近端闭塞小病灶性卒中的血管内治疗并强调最短化 CT 扫描至再通时间临床试验（ESCAPE 试验）时间窗是 12h，西班牙 8h 内支架取栓与内科治疗随机对照研究（REVASCAT 研究）时间窗是 8h。最终多国指南推荐了机械取栓的时间窗是 6h。2017 年 11 月 11 日，DAWN 试验结果发布，在脑血管病界引起轩然大波——对于急性前循环大动脉闭塞，取栓时间窗从 6h 扩展至 24h。这个结果可以说是人类征服脑梗死的又一个历史性进步。DEFUSE 3 试验（Endovascular Therapy Following Imaging Evaluation for Ischemic Stroke 3），是一项旨在探讨对于发病 6~16h 内，存在缺血半暗带（由灌注成像评价）的急性缺血性卒中患者，评估血管内诊治是否优于标准药物治疗的研究，结果显示，血管内治疗取得了压倒性的优势。

基于 DAWN 试验和 DEFUSE 3 试验的结果，2018《美国 AHA/ASA 急性脑卒中早期管理指南》已经以最高等级的证据推荐了 6~16h 的取栓治疗，以 B-R 级别的证据推荐了 6~24h 的取栓治疗。所以目前要根据个体化评估后，选择个体化的时间窗。（如图 5-27）

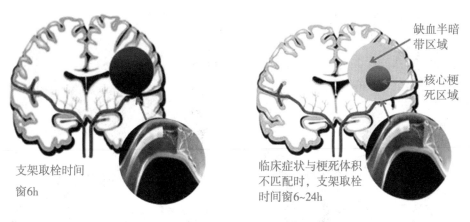

支架取栓时间窗 6h

缺血半暗带区域
核心梗死区域

临床症状与梗死体积不匹配时，支架取栓时间窗 6~24h

图 5-27 机械取栓时间窗

13. 为什么脑梗死时间太长了不能机械取栓?

　　急性脑梗死机械取栓治疗有一定的时效性,换句话说,脑梗死时间太长是不能够进行机械取栓治疗的。主要原因是脑细胞对血管闭塞引起的缺血、缺氧十分敏感,机械取栓的目的是使闭塞血管再通,恢复缺血脑细胞的血流灌注,挽救还没有完全坏死的脑细胞(缺血半暗带)的神经功能。如果脑梗死时间太长,闭塞血管支配区域的脑细胞已经完全坏死了,机械取栓血管再通后神经功能也不能改善,甚至坏死区域重新恢复血流,还容易发生再灌注脑出血。也就是说,脑梗死时间太长,机械取栓后,血管无效再通,反而会引起梗死灶内出血,加重患者病情(如图5-28)。究竟脑梗死多长时间内可以机械取栓,医学上有一套完整的评估手段。

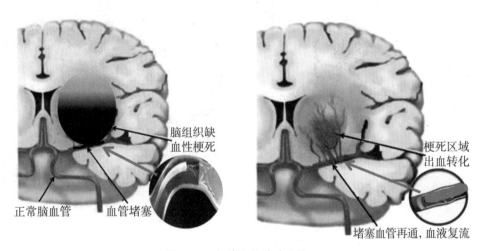

图 5-28　机械取栓的时效性

14. 机械取栓治疗脑梗死常见的手术并发症有哪些？

脑梗死机械取栓常见的并发症：①不能再通，取栓失败（如图5-29）。主要原因是血管迂曲，取栓支架不能到位。或者栓子太硬，支架导管不能通过。②血栓逃逸（如图5-30）。③支架取栓成功，血管完全再通，但操作致血管损伤或过度灌注损伤导致脑出血发生（如图5-31）。

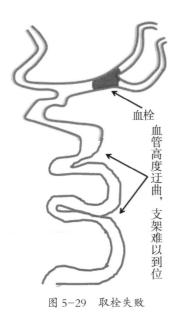

血栓

血管高度迂曲，支架难以到位

图5-29 取栓失败

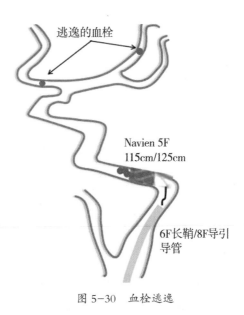

逃逸的血栓

Navien 5F
115cm/125cm

6F长鞘/8F导引导管

图5-30 血栓逃逸

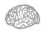

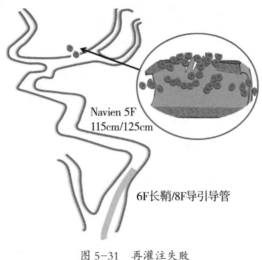

Navien 5F
115cm/125cm

6F长鞘/8F导引导管

图 5-31　再灌注失败

15. 什么是机械取栓血管再通后的"再灌注损伤"？

机械取栓血管再通后的"再灌注损伤"是指脑缺血致脑损伤，恢复血液再灌注后，过量的自由基攻击这部分重新获得血液供应组织内的细胞造成的损伤叫作"组织缺血再灌注损伤"，其缺血性损伤反而进一步加重的现象。

实战病例： 如图 5-32 示急性脑梗死，血管再通后，CT 片显示低密度水肿范围反而扩大，这就是再灌注损伤。

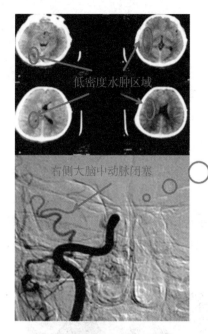

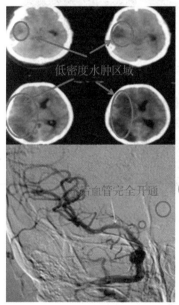

图 5-32　再灌注损伤实战病例影像图

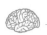

16. 急性脑梗死实战病例机械取栓演示

病史

患者,女,65岁,突发意识障碍13h转入我院,坚决要求机械取栓。查体:意识模糊,刺激不活动,美国国立卫生研究所卒中量表(NIHSS)评分=15分。后循环急性卒中预后早期CT评分(PC-ASPECTS)= 9分。

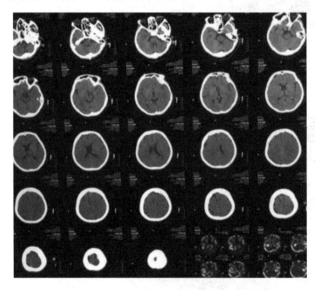

图 5-33　急性脑梗死患者发病13h头颅CT

术前评估

患者发病已经13h,由外院转入,家属坚决要求机械取栓,为节省时间,直接进行术前评估。

(1)初步评估——患者基本情况评估

1)头颅CT无出血。（如图5-33）

2）年龄 65 岁。

3）卒中前生活能力评分（mRS 评分）为 0 分。

4）时间窗：后循环发病 13h。

5）NIHSS 评分 =15 分。

6）无严重心、肝、肾功能不全。

7）无造影剂过敏史。

8）血压 155/89 mmHg，血糖 5.2mmol/L。

9）患者家属签署同意书。

（2）核心评估

1）颅内大血管闭塞，依据：① NIHSS 评分 =15 分。② PC–ASPECTS=10–中脑 0– 右小脑 1– 左小脑 1=8 分。

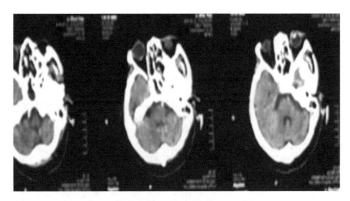

图 5–34　急性脑梗死患者发病 13h 头颅 CT

2）小的核心梗死灶：如图 5–34 所示。

3）侧支循环情况：可造影直接评估。

（3）路径评估：没做，计划术中根据情况再定，与家属沟通。

（4）家属沟通：很充分。

手术过程及要点

（1）首先使用 5F 的单弯造影管进行双侧颈动脉造影，了解前循环向后循环代偿情况。结果显示：右侧颈内动脉造影，可见通过后交通动脉向后循环有部分代偿（图 5–35 圆圈所示），左侧后交通动脉不发达，向后循

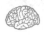

环代偿不明显。

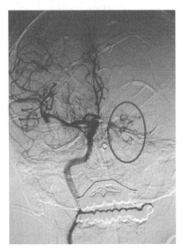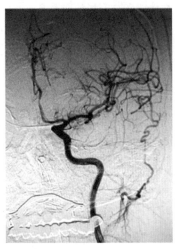

图 5-35　双侧颈动脉造影影像图

（2）左侧椎动脉造影：提示左椎动脉开口无狭窄，但纤细，颅内段在分出小脑后下动脉后闭塞（图 5-36 箭头所示）。

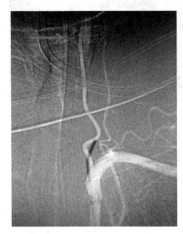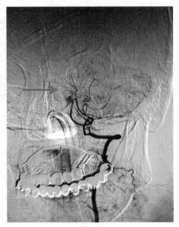

图 5-36　左侧椎动脉造影影像

（3）右侧椎动脉造影：右椎动脉从开口处即闭塞，更换 6F 的导引导管，导管口置于右锁骨下动脉的右椎动脉开口处，PT 微导丝小心通过闭塞处，准备用球囊扩张，建立通路。如图 5-37，右椎动脉开口重度狭窄、闭塞（图 A 中箭头所示）；导管穿过狭窄部位造影，可见远端血管尚显影（图 B 所示）；

微导丝通过右椎闭塞狭窄部位（图 C 中箭头所示），拟用球囊扩张。

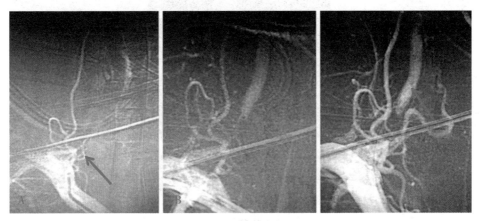

图 5-37　右侧椎动脉造影影像

（4）沿着 PT 微导丝将 3mm×2cm 的球囊小心通过右椎动脉开口狭窄（图 5-38 中箭头所示），用 10 个大气压进行缓慢扩张后，可见右椎动脉显影，且管径明显较左侧粗大，通路建立。

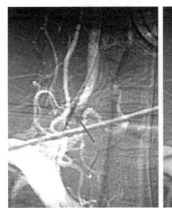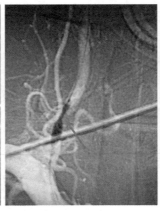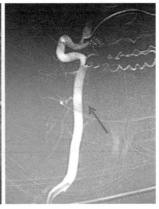

图 5-38　通路建立过程

（5）沿着 PT 微导丝将 3mm×2cm 的球囊小心通过右椎动脉开口狭窄，用 10 个大气压进行缓慢扩张后，可见右椎动脉显影，且管径明显较左侧粗大。通路建立，在泥鳅导丝的辅助下，6F 的导引导管通过原狭窄部位，向颅内方向深入，导引导管头端到达椎动脉 V3 部位。（如图 5-39）

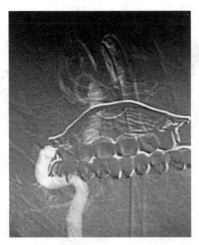

图 5-39 6F 的导引导管到达右椎动脉 V3 段

（6）在微导丝辅助下将 2.4F 的微导管穿过血栓闭塞部位，撤出微导丝后，用 1ml 注射器微导管造影，提示大脑后动脉通畅。通过 2.4F 微导管导入 4mm×20mm Solitaire™ FR 支架，停留 5min 后在导管持续负压抽吸下回撤支架。撤出的支架内仅有少许血栓，但导管却抽吸出许多血栓。（如图 5-40）

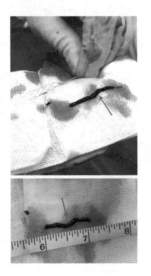

图 5-40 6F 的导引导管抽吸出来的血栓

（7）取栓1次后造影，基底动脉系统血管完全再通（如图5-41），TICI=3（TICI是血管再通评分的量表的简称）。

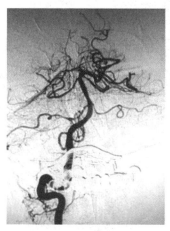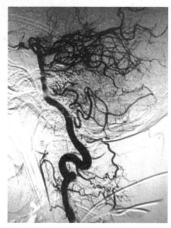

图5-41 取栓1次后基底动脉完全再通

（8）再回过头来看看右椎动脉开口原来狭窄部位，球囊扩张后前向血流能否维持。把导引导管头端撤回至右侧锁骨下动脉处造影，可见右椎动脉开口处狭窄依然严重，且狭窄段较长。观察10min，可见血流逐渐缓慢，前向血流不能维持（如图5-42图A中红箭头所示），遂决定给予支架置入。用4mm×15mm的Aperio®支架置入狭窄处，可见支架打开良好（如图5-42图B中红箭头所示）。

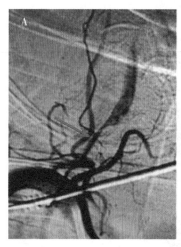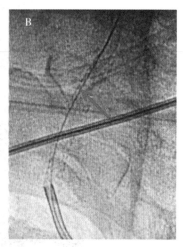

图5-42 右椎动脉起始处置入Aperio®支架

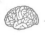

（9）右侧椎动脉开口置入支架后造影，可见右椎动脉开口处原有狭窄完全消失，血管直径恢复正常，同时基底动脉及其分支血管显影良好（如图 5-43 箭头所示），TICI=3。

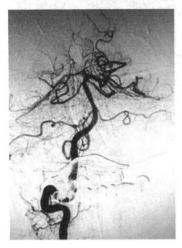
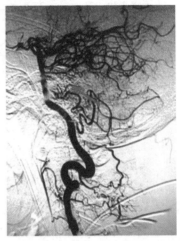

图 5-43　右椎动脉开口置入支架后造影影像图

（10）术后给予阿司匹林 300mg，氯吡格雷 275mg 服用，同时给予替罗非班 6ml/h，维持 12h；次日改为阿司匹林 100mg，氯吡格雷 75mg，一日一次。

（11）术后 24h，患者神志清楚，NIHSS=2 分。（如图 5-44）

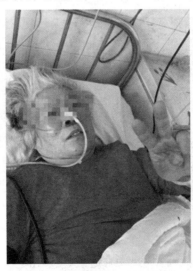

图 5-44　术后 24h 患者恢复状况

（12）术后 10 天患者出院，出院时 NIHSS=0 分，mRS=0 分。90 天随访 mRS=0 分。（如图 5-45）

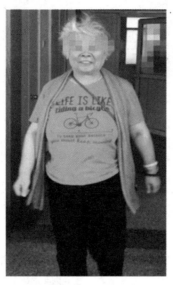

图 5-45　术后 10 天患者出院时状况

诊治过程的思考

回顾此患者治疗过程及病情演变及预后，笔者认为有以下几点值得思考：①此例患者从发病到机械取栓时间窗较长，长达 13h，取栓手术后患者明显获益，患者为大血管闭塞，但核心梗死灶较小、侧支循环好。②手术通路建立很重要，本例患者左侧椎动脉纤细，右侧椎动脉为优势椎动脉，右椎动脉开口闭塞，但小心翼翼用微导丝探得真腔，球囊扩张建立通路后，导引导管通过狭窄部位进入颅内，先尽快取栓，尽早复流，尽量缩短复流时间，最后再决定右椎动脉开口放支架与否。③抽吸很重要，本例患者支架取出的血栓并不多，但通过 NAVION 导管抽吸出来的血栓较多，如果抽吸配合不好，残余的血栓逃逸引起远端血管闭塞，增加了取栓次数，降低了再通时间，增加了内膜损伤的机会，必然影响治疗效果。支架取栓和导管抽吸相辅相成，支架回拉使血栓松动，提高了抽吸成功的概率。④对于一些发病时间长的患者，可直接用血管造影评估，无须行 MRA、CTA、CTP 等多模态检查而再延长时间窗。

17. 为什么有的脑梗死患者需要做脑血管慢性闭塞血管再通手术?

有的患者发生脑梗死后,进一步检查发现颈部及颅内大血管闭塞,如果同时合并原闭塞血管供血区域的低灌注,且有与闭塞血管相关的临床症状可能需要再通手术,改善血液供应,减少临床症状,降低再次发生脑梗死的风险,使患者受益。再通的成功率与以下情况有关:①闭塞血管的近端如果呈火焰状或三角状,再通容易,如果呈钝圆状,则再通困难。②闭塞节段较短,则再通容易,如果闭塞节段很长,则血管内再通困难,可能需要搭桥手术。

实战病例: 患者,男性,65岁,主因右侧肢体无力1年,加重1周入院。头颅 CT 提示左侧半球点片状梗死灶,DSA 提示左侧颈内动脉闭塞,动脉早期可见左侧颈内动脉起始段闭塞,留有火焰状残端(如图 5-46 箭头所示),动脉晚期可见通过眼动脉沟通,左侧颈内动脉、左侧大脑前动脉显影,左侧大脑中动脉闭塞,但左侧大脑前动脉通过软膜支代偿左侧大脑中动脉

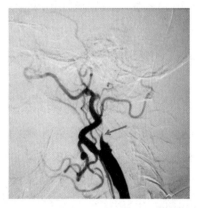

图 5-46 左侧颈总动脉造影早期图像

供血区域。脑 CTP 提示左侧半球低灌注。经过综合评估，认为有左侧颈内动脉慢性闭塞介入再开通的适应证。

造影晚期，可见通过眼动脉代偿，左侧颈内动脉颅内段及左侧大脑前动脉显影。即存在颈外动脉→眼动脉→颈内动脉眼动脉段→大脑前动脉→大脑中动脉的代偿途径。（如图 5-47）

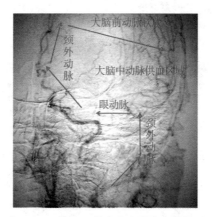

图 5-47 左侧颈总动脉造影晚期影像图

右侧颈总动脉造影，可见右侧大脑前动脉不发达，前交通动脉不开放，不向左侧半球代偿。（如图 5-48）

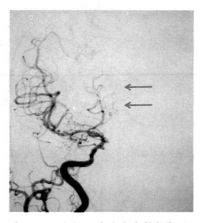

图 5-48 右侧颈总动脉造影影像图

左椎动脉造影，可见左侧后交通动脉开放，向左半球供血，代偿左侧大脑前动脉供血区域。（如图 5-49）

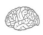

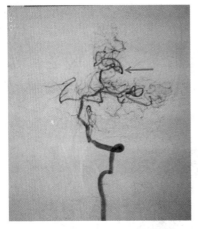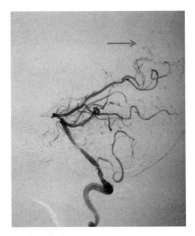

图 5-49　左侧椎动脉造影影像图

综合评估，左侧颈内动脉慢性闭塞，左侧大脑中动脉慢性闭塞，颈内动脉闭塞不长，眼动脉以远通畅，手术在局部麻醉下进行。手术过程如下：

（1）选择合适的工作角度，清楚显示左侧颈内动脉闭塞处。（如图 5-50）

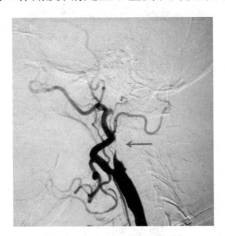

图 5-50　左侧颈内动脉闭塞

（2）微导管在 3m 微导丝的辅助下，小心通过左侧颈内动脉闭塞处。（如图 5-51）

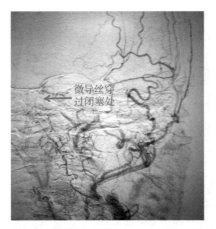

图 5-51　微导管通过左侧颈内动脉闭塞处

（3）微导丝通过闭塞处探寻真腔，同时不断造影，可见残端稍有延长。
（如图 5-52 箭头所示）

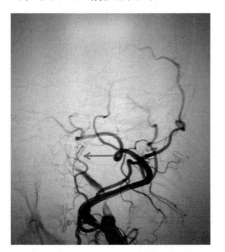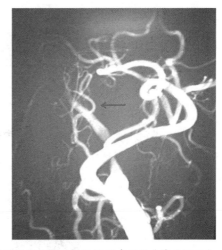

图 5-52　微导丝小心通过闭塞处探寻血管真腔过程图像，可见残端稍有延长（箭头所示）

（4）反复尝试，3m 微导丝小心向颅内寻找左侧颈内动脉真腔，谨慎探寻真腔，终于到达颅内段。（如图 5-53 箭头所示）

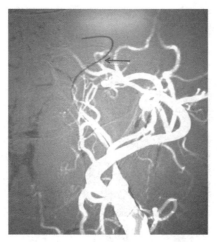

图 5-53　微导丝到达颅内段图

（5）撤出微导丝，微导管造影，可见远端血管显影，证实在真腔。（如图 5-54 箭头所示）

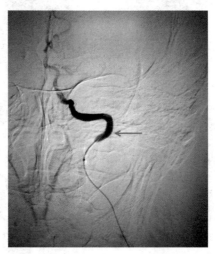

图 5-54　微导管造影图

（6）通过微导管交换 3m 长微导丝，到达左侧大脑前动脉 A2 段，而后撤出微导管，保留微导丝（如图 5-55），通过微导丝上 Spider 保护伞（如图 5-56）。

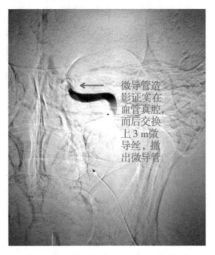

微导管造影证实在血管真腔，而后交换上3 m微导丝，撤出微导管

图 5-55 交换 3m 微导丝造影图

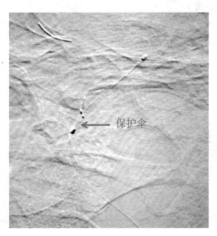

→ 保护伞

图 5-56 保护伞达到闭塞远端图

（7）蒙片再次确认保护伞位置合适（如图 5-57 箭头所示），然后用 2mm 球囊、3mm 球囊依次扩张左侧颈内动脉狭窄处（如图 5-58 箭头所示），扩张后，狭窄明显改善。

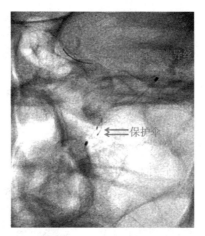

图 5-57　保护伞位置图

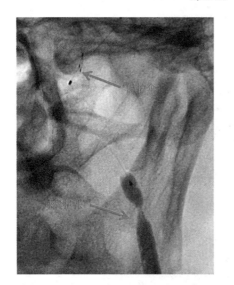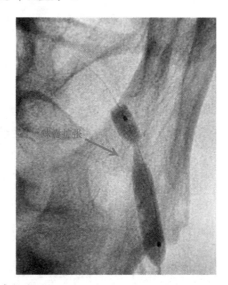

图 5-58　球囊扩张图

（8）球囊扩张后可见原有狭窄消失，但有内膜掀起，夹层出现，撤出球囊，可见狭窄明显改善。（如图 5-59 箭头所示）

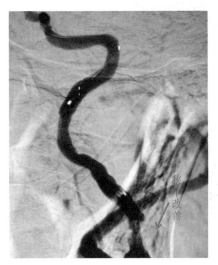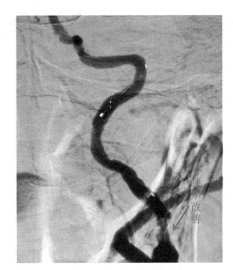

图 5-59　球囊扩张图

（9）选择直径为 6mm×8mm，长度为 40mm 的锥形颈动脉支架。（如图 5-60 箭头所示）

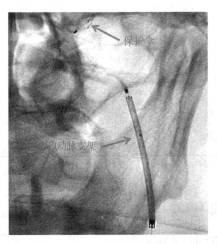

图 5-60　颈动脉支架到位图

（10）颈动脉支架释放后，盖住了掀起的内膜，原有狭窄消失。（如图 5-61 箭头所示）

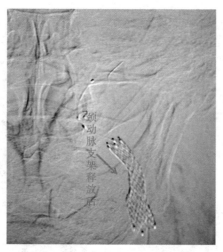

图 5-61　颈动脉支架释放后图

（11）释放支架后左侧颈内动脉造影评估：左侧颈内动脉原闭塞处成功再通，无残余狭窄，左右两侧大脑前动脉显影良好，左大脑中动脉不显影，但有一些新生的烟雾状血管，考虑左大脑中动脉闭塞时间很长，且晚期可看到通过大脑前动脉的软膜支向左侧大脑中动脉供血区域代偿良好，果断结束手术。（如图 5-62 至 5-65）

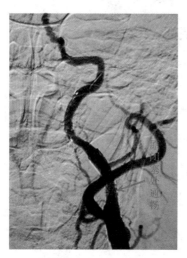

图 5-62　原闭塞处再通图

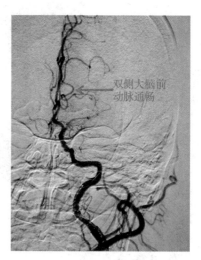

图 5-63　再通后颅内动脉造影图

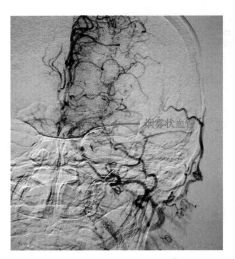

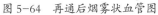

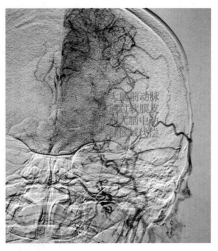

图 5-64　再通后烟雾状血管图　　　　　　图 5-65　软膜支代偿图

（12）再通后造影侧位：通过大脑前动脉的软膜支代偿左侧大脑中动脉供血区域良好。（如图 5-66）

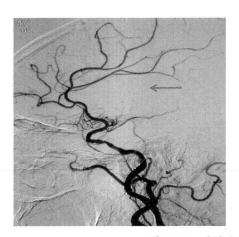

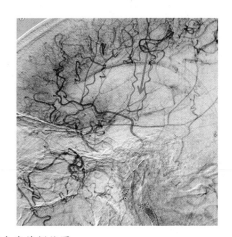

图 5-66　再通后软膜支代偿侧位图

（13）最后撤出保护伞，支架打开不错，贴壁良好，左侧颈内动脉原闭塞处再通良好，无残余狭窄。（如图 5-67）

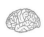

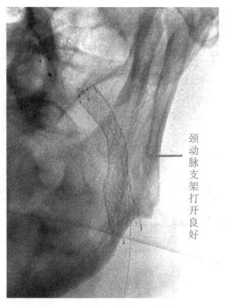

图 5-67 显示支架的蒙片图

手术在局部麻醉下，历时 50min，顺利结束手术。术后患者无特殊不适。万里长征走完第一步，术后严格控制血压，TCD 监测血流速度，谨防再灌注损伤。术后 1 周，脑 CTP 显示，左侧半球低灌注消失，脑灌注恢复正常，右侧肢体肌力明显改善。此患者通过科学评估，正确的再通方式，明显获益。

18. 为什么有的脑梗死患者需要做搭桥手术？

有的患者发生脑梗死后，进一步检查发现颈部及颅内大血管闭塞，如果同时合并原闭塞血管供血区域的低灌注，可能需要血管内再通手术，改善血液供应，可使患者受益。但有闭塞时间过长，血管真腔血栓负荷量过大，或者已经完全纤维化，血管内再通困难时，可以进行颅内外血管搭桥手术，改善脑供血。

常见的手术方法是：分离出颞浅动脉，颞浅动脉和同侧的大脑中动脉的 M4 段血管做端 – 一侧吻合。

手术主要过程如下：

（1）全身麻醉，仰卧位，头偏向一侧，在头皮上标记出颞浅动脉走行。（如图 5-68）

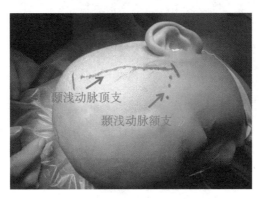

图 5-68　头皮上标记出颞浅动脉走行

（2）显微镜下，用 10 号小圆刀片切开头皮表层，眼科的蚊式止血钳、显微剪刀互相配合，在真皮和颞浅筋膜之间游离出颞浅动脉（如图 5-69），注意在暴露出 STA（颞浅动脉）后，用罂粟碱棉片【罂粟碱 30mg（1ml）+生理盐水 10ml】覆盖颞浅动脉，防止血管痉挛。

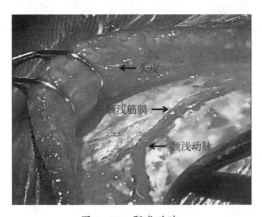

图 5-69　颞浅动脉

（3）在保护好颞浅动脉的前提下，沿颞浅动脉走行用电刀切开颞肌筋膜及颞肌，直达骨膜，弹簧拉钩牵开颞肌肌皮瓣，在切口两端钻骨孔，铣刀铣开一个梭形骨瓣，切开硬脑膜，暴露皮层血管。（如图5–70）

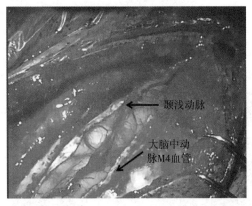

颞浅动脉

大脑中动脉M4血管

图 5–70　大脑中动脉 M4 皮层血管

（4）选择大脑皮层 M4 一段受体血管和颞浅动脉做端–一侧吻合。（如图 5–71）

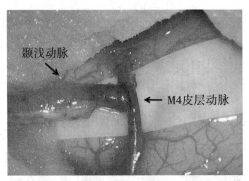

颞浅动脉

M4皮层动脉

图 5–71　大脑皮层 M4 受体血管和颞浅动脉做端侧吻合

（5）还纳骨瓣（注意：不能使颞浅动脉受压！），连接片固定骨瓣，小针细线缝合颞肌，逐层缝合头皮。（如图5–72）

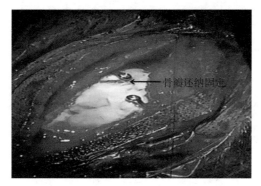

图 5-72　还纳骨瓣固定后

（6）术后 3 个月复查脑血管造影，可见颞浅动脉和大脑中动脉建立良好的吻合。（如图 5-73）

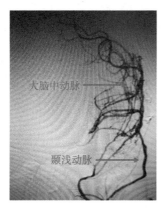
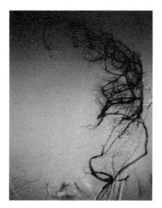

图 5-73　搭桥术后 3 个月脑血管造影图

（朱青峰，王国芳，孙奇，郭红梅，周志国）

六

看图了解脑梗死的
康复与护理方法

1. 脑梗死常见的康复方法有哪些？

重症脑梗死患者急性期过后，多遗留有一系列神经功能障碍，常常需要根据患者不同的情况选择不同的康复方法。常见的康复方法有神经营养药物治疗、物理治疗方法（光疗、磁疗、水疗、电疗等）、心理治疗、中医治疗（针灸、刮痧等）、康复家庭护理等。（如图6-1）

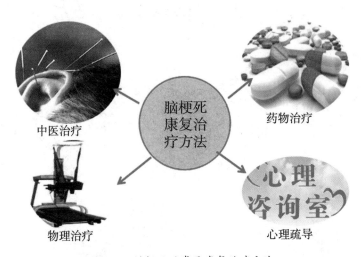

中医治疗

脑梗死康复治疗方法

药物治疗

物理治疗

心理疏导

图6-1　脑梗死后常见康复治疗方法

2. 脑梗死多长时间可以康复治疗？

脑血管发病后前三个月是最佳的治疗时期。康复治疗时间越早，患者的预后可能越好。那么脑梗死后多长时间可以进行康复治疗呢？一般来说，只要患者呼吸、心率、体温、血压等生命体征平稳后，即可进行康复治疗。具体使用哪一种康复治疗方法，要根据患者具体表现进行选择。比如脑梗死后抑郁者，早期即可由专业的医师进行心理疏导。脑梗死后一侧肢体偏瘫者，早期可在床上进行偏瘫肢体的康复锻炼。（如图6-2）

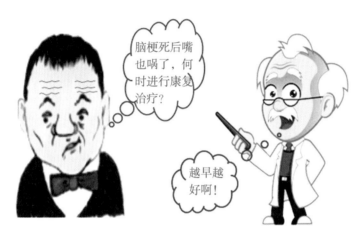

图6-2　脑梗死后康复治疗要尽早

3. 脑梗死引起的偏瘫，患者该如何进行康复训练？

脑梗死引起的偏瘫，康复训练主要分为四个阶段。

（1）临床期：主要是患者生命体征刚平稳，尚在卧床阶段。此阶段主要的康复锻炼手段是经常变换体位，防止褥疮；保持肢体处于功能位，防止内收肌群挛缩；防止被动活动关节黏连，影响关节功能。具体的体位要求为：仰卧位时，四肢要与躯干呈15°，以免内收肌群强大，造成四肢外展受限（如图6-3）；侧卧位时，偏瘫侧肢体在上，以免受压（如图6-4）。

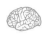

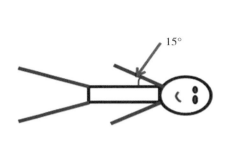

图 6-3　仰卧位体位

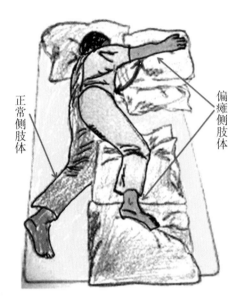

图 6-4　侧卧位体位

（2）离床早期：此阶段的康复训练为肌力增强训练。主要有肌肉促通术、起立准备训练、进食动作训练、转移动作训练、坐位平衡训练。如果肢体不完全瘫痪，仰卧位，可使患者进行肌肉等张训练（如图 6-5），使股四头肌肌肉保持张力训练。脑梗死患者肢体偏瘫时早期可在床上进行肢体移动训练，肌力健侧下肢置于偏瘫侧肢体下方，用脚钩住偏瘫侧肢体向健侧方向移动（如图 6-6）。如果肢体不完全瘫痪，仰卧位，可使患者进行直腿抬高训练（如图 6-7），双侧交替进行。上肢功能锻炼（如图 6-8）：仰卧位，健侧手握住偏瘫侧手上举训练。

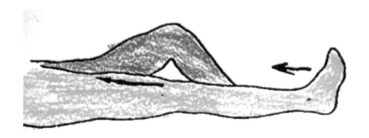

图 6-5　肌肉等张训练

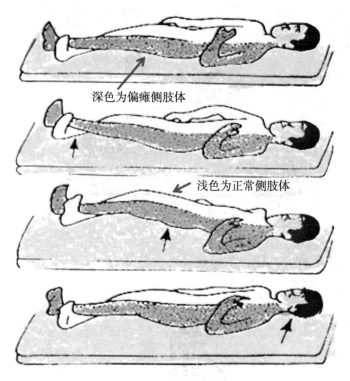

深色为偏瘫侧肢体

浅色为正常侧肢体

图 6-6　肢体移动训练

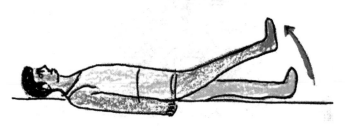

图 6-7　直腿抬高训练

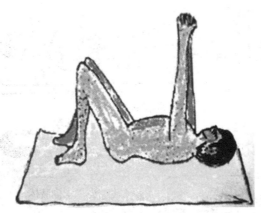

图6-8　上肢功能锻炼

（3）离床后期：此阶段的康复训练为继续进行肌力增强训练、起居移动训练、坐轮椅训练（如图6-9）、日常生活动作训练。

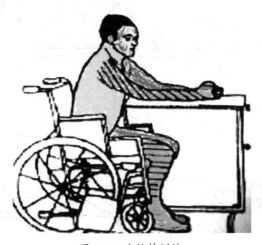

图6-9　坐轮椅训练

（4）恢复期：此阶段的康复训练为关节可动度的维持、户外步行训练、家务动作训练、兴趣开发训练。

4. 脑梗死引起的尿失禁，患者该如何进行康复护理？

脑梗死后出现尿失禁往往意味着患者预后不良，不仅影响患者的存活和预后，也会给家庭和社会带来较大的负担。对于脑梗死后出现尿失禁的患者，可以用纸尿裤、护垫等方法，必要时给予留置导尿。此外，护士还可以进行以下的康复护理。

（1）观察排尿反应：充溢性尿失禁患者膀胱充盈时可能出现腹胀、不安，护士应善于观察，争取在尿液溢出前帮助患者试行排尿。对既往有慢性病病史的患者和（或）老年患者每隔2~3h提前协助排尿，适当挤压膀胱，有意识地控制排尿。

（2）进行心理疏导：尿失禁患者的心理压力大，常感到自卑，不和他人交往，期望得到理解和帮助，护士应尊重患者人格，给予精神上的安慰。

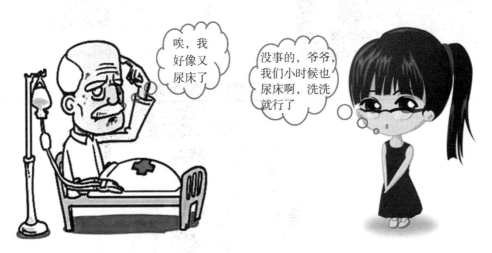

图 6-10 脑梗死后小便失禁的康复护理

5. 脑梗死引起的吞咽障碍，患者该如何进行进食？

吞咽障碍的脑梗死患者不能直接经口进食，以免食物误吸入肺，引起吸入性肺炎。此时应该选择鼻饲管进食（如图 6-11）。流食经过鼻饲管注入，以保证患者充足的营养。同时继续给予神经营养治疗以及吞咽功能训练，等到吞咽功能恢复后方可经口进食。

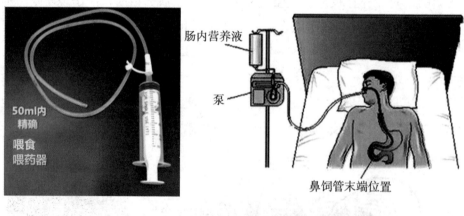

肠内营养液

泵

鼻饲管末端位置

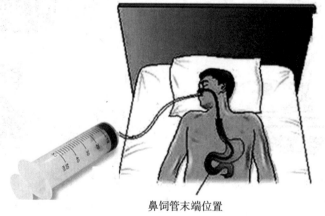

鼻饲管末端位置

图 6-11　鼻饲管进食

6. 脑梗死患者鼻饲进食时注意哪些事项？

脑梗死患者鼻饲进食时，要注意鼻饲管深度，不能过浅也不能过深（成人45cm左右），鼻饲管要固定好，防止脱落，鼻饲前要回抽，有胃液抽出证明在胃内。每日做好口腔护理。鼻饲管要定期更换，普通鼻饲管每周更换一次，硅胶鼻饲管可3周更换一次。

7. 脑梗死患者需长期卧床要注意哪些事项？

脑梗死患者需长期卧床要注意以下事项：①心理疏导，保持愉快的心态，积极配合家属护理。②根据患者情况，指导患者做些生活技能的锻炼，如穿衣、系纽扣、用勺、筷、牙刷等，增强患者自信心。③定时翻身、活动肢体，防止褥疮、肌肉萎缩、关节僵硬。④食用容易消化食物，防止大便秘结加重病情。（如图6-12）

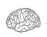

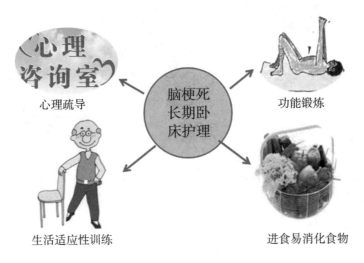

心理疏导　　　　脑梗死
　　　　　　　长期卧　　　功能锻炼
　　　　　　　床护理

生活适应性训练　　　　进食易消化食物

图 6-12　脑梗死长期卧床护理

8. 脑梗死后抑郁如何治疗？

　　脑梗死后抑郁治疗可以有以下三点：①心理疏导。要了解患者的基本心理情况，并在不同时期采用不同的方法去正确地引导、安慰、鼓励患者，促使患者向正常心理状态转变，树立战胜疾病的信心。②服用西药。如黛力新（通用名：氟哌噻吨美利曲辛片）一类药物。③服用中药。中医认为，脑梗死后抑郁是在中风的基础上，患者受躯体病残的困扰，精神压抑、情志不畅而形成的，属于"郁证"与"中风"范畴。中医治疗可将本病分为两型，肝气郁结型治以疏肝理气解郁，药用柴胡、赤芍、白芍、枳壳、佛手、鸡血藤、合欢皮、丹参、酸枣仁等；心肾不交型治以育阴潜阳，交通心肾，药用生地黄、女贞子、龟板、五味子、黄连、朱茯神、酸枣仁、怀牛膝、丹参。（如图 6-13）

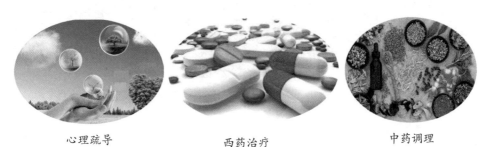

心理疏导　　　　　　　　西药治疗　　　　　　　　中药调理

图 6-13　脑梗死后抑郁患者治疗方法

9. 脑梗死后如何预防下肢静脉血栓?

脑梗死后下肢活动障碍，静脉血流淤滞，增加了血小板和凝血因子与静脉壁的接触时间，容易产生血栓。另外下肢静脉瓣窝内血流缓慢，且容易产生涡流，也是产生血栓的主要原因。

下肢急性血栓可表现为全下肢肿胀、青紫、皮肤温度升高、浅静脉曲张。（如图 6-14）

下肢静脉血栓的预防措施主要分为三个方面：①基本预防。抬高患肢，避免在患肢做静脉穿刺输液，避免脱水，戒烟、酒。鼓励患肢早期活动（主动活动＋被动活动）。②物理预防。穿梯度弹力袜、预防血栓的间歇性充气泵。③药物预防。低分子肝素钙等抗凝药物（有出血倾向者慎用）。

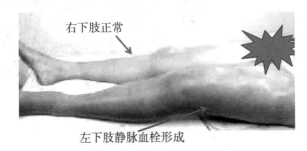

右下肢正常

左下肢静脉血栓形成

图 6-14　下肢静脉血栓临床表现

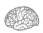

10. 为什么左下肢比右下肢更容易发生深静脉血栓？

　　和右下肢比较，左下肢更容易发生深静脉血栓，这主要和特殊的解剖结构有关。左右髂总静脉于第5腰椎椎体中下部平面右侧汇合成下腔静脉，右侧髂总静脉几乎呈直线与下腔静脉连续，左侧髂总静脉自盆腔横行向右，经腰骶椎前侧，与下腔静脉几乎呈直角汇合。腹主动脉相当于第4腰椎分出左右髂总动脉，右侧髂总动脉跨越左侧髂总静脉之前方，然后向骨盆右下延伸。左侧髂总静脉在前方受右侧髂总动脉的骑跨，后方受腰骶部生理性前凸的推挤，造成前压后挤，远侧静脉回流障碍而发生血栓。所以，左下肢比右下肢更容易发生深静脉血栓。（如图6-15）

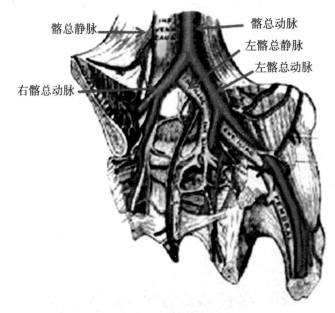

图6-15　下肢部分血管解剖图

11. 脑梗死后癫痫如何治疗及平时要注意哪些事项？

脑梗死可导致癫痫发作（如图 6-16），主要分为早期发作的癫痫和晚期发作的癫痫。①早期发作的癫痫：发作次数不多，临床根据发作类型选用抗癫痫药，对全身性大发作宜选用丙戊酸镁、苯妥英钠；局限性发作用卡马西平、托吡酯等，临床疗效满意，不必长期服用抗癫痫药物。②晚期发作的癫痫：大多为脑梗死后遗瘢痕导致癫痫病灶，因此，必须坚持长期规则不间断应用抗癫痫药物，并给予足够剂量。对全身大发作宜选用托吡酯、丙戊酸镁，对局限性发作可选用卡马西平、托吡酯等。经药物治疗无效者可考虑外科手术治疗，包括致癫灶切除术、迷走神经刺激术等。

注意事项：①积极配合治疗，定时定量服药。②禁食大肉、辣椒，尽量戒烟，切忌饮酒。③不宜看易兴奋、易悲伤和刺激性的节目，不宜长时间使用电脑和手机。④防止感冒、高烧、疲劳、饥饿、暴饮暴食。⑤多吃禽蛋，动物肝、脑、肾等内脏，海产品、乳制品、豆制品、蔬菜及水果等。

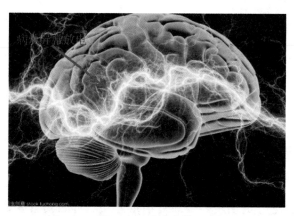

图 6-16 癫痫发作

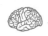
12. 脑梗死患者什么姿势坐位最科学？

脑梗死后留有一侧肢体偏瘫的患者，坐位时一定要保持功能位（如图6-17，绿色为偏瘫侧肢体），防止内收肌群挛缩，影响关节功能。

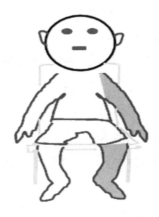

图 6-17　脑梗死患者坐位

13. 脑梗死患者气管切开如何进行家庭护理？

重症脑梗死患者可能长期需要气管切开，甚至要带气管套管（如图6-18）回家。气管切开患者家庭护理要注意：①患者所处卧室要定时通风，保证空气流通，定期用紫外线灯消毒。②气管内套管要每日煮沸消毒。③吸痰管要一吸一换。④家庭护理人员感冒时尽量不要护理患者，以免交叉感染。

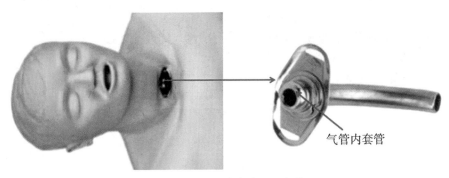

气管内套管

图 6-18　气管套管及内套管

14. 如何指导脑梗死语言障碍患者与人交流？

对听说理解障碍的患者，应细心观察，识别患者想要表述的意思，同时辅以手势、实物和图片，并与声音联系。阅读包括朗读及对文字的理解。朗读训练以单声字复述的方式反复进行，同时配以物和画，从单词朗读和配画开始，到辨认近形、近音、近意字的区别。（如图 6-19）

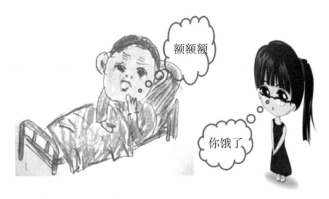

图 6-19　语言障碍患者交流

（朱青峰，罗晓明，王凤伟，郭红梅，董瑛，阴晓峰，冯富强）

113

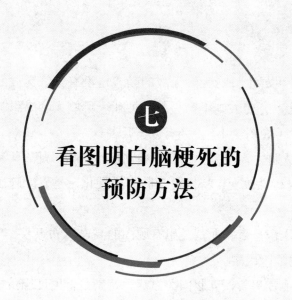

七

**看图明白脑梗死的
预防方法**

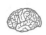

1. 哪些人群为脑梗死高危人群？

俗话说："世界上没有无缘无故的爱，也没有无缘无故的恨"，有的人容易患脑梗死，有的人则不容易患脑梗死。哪些人容易患脑梗死呢？脑梗死的高危人群（如图7-1）主要有以下几种：

（1）高龄人群。高龄是很重要的独立危险因素。随着年龄的增长，人体血管壁发生退行性改变，特别是动脉粥样硬化，是发生脑血管病的潜在病理基础。

（2）高血压病患者，尤其是患有顽固的高血压病患者。高血压是脑血管病的最重要的危险因素。

（3）高脂血症患者。高胆固醇血症，特别是低密度脂蛋白增高为动脉粥样硬化的危险因素，易导致动脉内膜脂质沉积，可引起或加速动脉粥样硬化，容易造成脑血管疾病。高脂血症患者患缺血性脑梗死要比一般人高2倍。

（4）糖尿病患者。糖尿病为缺血性脑血管病的危险因素。这主要是长时间的糖尿病引起动脉粥样硬化，易导致脑血管病。

（5）心脏病患者。各种原因引起的心脏病如风湿性心脏病、冠状动脉硬化性心脏病（简称冠心病）、亚急性细菌性心内膜炎等，特别是伴发心律失常、心肌梗死者，为脑血管病特别是缺血性脑血管病的危险因素。当栓子脱落，进入脑部血管发生栓塞就会引起缺血性脑血管病，心源性栓子或心脏停搏可为缺血性脑血管病的病因。有心脏病（主要是冠心病）者患缺血性脑梗死要比一般人高5倍。

（6）吸烟者。吸烟是脑血管病（特别是缺血性脑血管病）的危险因素。抽烟可提高血浆纤维蛋白原含量，可引起脑血管痉挛。

（7）饮酒者。急性醉酒或慢性酗酒对脑血管病都是危险因素。酒精促使血小板聚集，触发凝集反应和引起脑血管痉挛。过量饮酒尤其是饮烈性酒的人患脑梗死比饮酒少的人要高 3 倍。

（8）肥胖者。肥胖是脑梗死的一个危险因素，肥胖者患缺血性脑梗死要比一般人高 0.4 倍，肥胖可能通过心脏病而为脑血管病的 2 级危险因素。

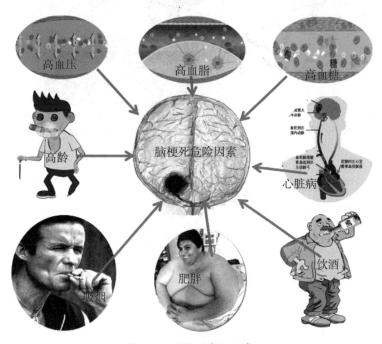

图 7-1　脑梗死危险因素

2. 血脂高一定会得脑梗死吗?

血脂增高，特别是低密度脂蛋白增高，容易导致动脉内膜脂质沉积，加速脑血管动脉粥样硬化的进程，当粥样硬化斑块增大堵塞脑血管或斑块破裂，可导致脑梗死的发生，所以，高脂血症患者发生脑梗死的概率比正

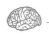

常人群高。（如图 7-2）

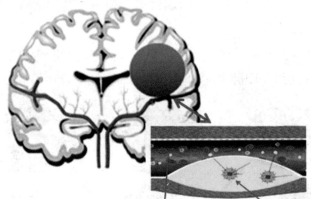

黄色为胆固醇　血管壁中巨噬细胞摄取血
液中的胆固醇致斑块增大

图 7-2　血脂增高对脑梗死的作用机制

3. 颈动脉有斑块一定会得脑梗死吗？

在高血压、高血糖、高血脂等危险因素的基础上，全身血管会发生动脉粥样硬化，尤其是颈动脉会有粥样硬化、斑块形成。斑块持续增大，堵塞颈动脉管腔，导致颈内动脉闭塞，相应大脑半球会发生大面积脑梗死；或者斑块破裂、脱落，导致相应血管闭塞，引起闭塞血管支配区域的脑梗死。（如图 7-3）

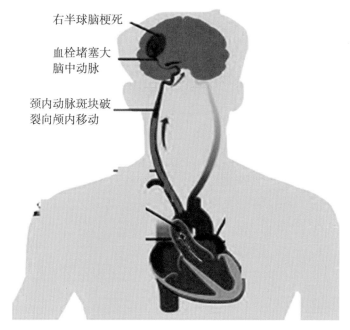

右半球脑梗死

血栓堵塞大
脑中动脉

颈内动脉斑块破
裂向颅内移动

图 7-3　颈动脉斑块患者发生脑梗死机制

4. 颈动脉粥样硬化是怎么回事？

　　颈动脉粥样硬化是全身动脉硬化的一部分。主要发病机制有以下几种学说，①脂肪浸润学说：低密度脂蛋白经损伤的内皮细胞→中膜，巨噬细胞吞噬脂质→泡沫细胞，脂蛋白降解、纤维组织增生→粥样斑块。②血小板聚集和血栓形成学说：粥样斑块实际上是机化了的血栓，并非真正的粥样斑块。③内皮损伤反应学说：各种危险因素损伤内膜→炎症反应→动脉粥样硬化斑块形成。（如图 7-4）

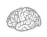

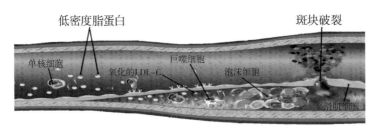

图 7-4　动脉粥样硬化发生脑梗死机制

5. 为什么糖尿病患者血糖控制不好容易得脑梗死？

　　糖尿病患者的脑血流自动调节受损，局部脑血流量下降，内皮细胞损害，血小板黏附力增加，并促使血小板凝聚，使血液处于高凝状态，血浆黏稠度增高，脑灌注减少，导致脑梗死症状加重。因此，脑梗死时及时诊断和控制糖尿病有重要的意义。（如图 7-5）

图 7-5　糖尿病患者发生脑梗死机制

6. 颈动脉稳定性斑块和不稳定性斑块是怎么回事？

颈动脉粥样硬化导致缺血性脑血管病的机制有二：①管腔狭窄致缺血；②斑块成分脱落致栓塞。颈动脉粥样硬化有两种类型：一种是稳定型，不容易产生有症状栓塞或颈动脉闭塞，也就是说不容易产生严重后果；另一种是不稳定型，即使狭窄不太严重，产生有症状栓塞或颈动脉闭塞的危险性也较高。故此斑块不稳定性的概念应该有以下两个方面：①斑块的成分易于脱落致远端血管栓塞；②斑块的结构不稳定易于在短期内急速进展导致管腔堵塞，比如说血栓形成、斑块内出血。组织学研究显示出具有大的脂核和较薄纤维帽的斑块容易破裂，导致相应缺血性血管事件的发生。破裂的纤维帽上面有血栓形成的坏死核心，这样的斑块被认为在急性缺血性脑血管事件中起重要作用。斑块坏死核心靠近纤维帽以及纤维帽局部变薄者更易破裂。薄的纤维帽下有较少的平滑肌细胞，而其中存在较多坏死或凋亡的平滑肌细胞也是不稳定性斑块的特征，因为缺乏功能性的平滑肌细胞可以导致胶原成分下降，从而减弱纤维帽的强度，容易破裂。对于不稳定斑块患者，建议控制高血糖、高血脂、高血压，并服用降脂药物和阿司匹林，降低脑梗死风险。（如图 7-6）

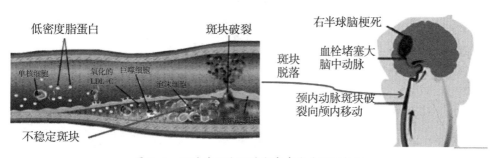

图 7-6　颈动脉斑块不稳定患者发生脑死机制

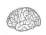

7. 为什么颈动脉重度狭窄容易得脑梗死？

颈动脉重度狭窄会使相应的供血部位处于低灌注状态，就是老百姓常说的"脑供血不足"，进一步加重会出现供血区域脑细胞缺血坏死，也就是脑梗死。另外，颈动脉狭窄都是血管局部动脉粥样硬化，斑块形成导致的，有时脱落的斑块随血流流向远端，堵塞血管，继发血栓形成，导致脑梗死发生（如图7-7）。颈动脉内膜剥脱手术和支架成形手术是治疗颈动脉重度狭窄的重要手段，可以改善狭窄，预防脑梗死发生。因此，颈动脉狭窄一旦确诊，应尽早治疗。

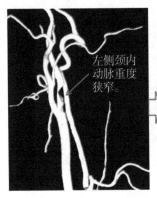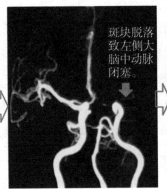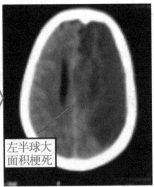

图7-7 颈动脉狭窄致脑梗死

8. 哪些脑梗死患者需要行颈动脉内膜剥脱术?

有的脑梗死患者是由于颈内动脉狭窄引起的,那么治疗的目的是改善狭窄,就可以进行颈动脉内膜剥脱术,它是切除增厚的颈动脉内膜粥样硬化斑块,预防斑块脱落引起脑梗死的一种方法,已被证明是防治缺血性脑血管疾病的有效方法。手术操作如图7-8所示。

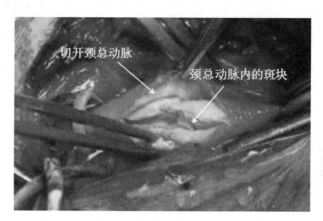

图7-8 颈动脉内膜剥脱术

9. 哪些脑梗死患者需要行颈动脉支架成形术?

有的脑梗死患者是由于颈内动脉狭窄引起的,颈动脉狭窄除了上述颈动脉内膜剥脱术外,还有一种重要的治疗方法,临床效果一点也不比内膜剥脱术差,就是颈动脉支架成形术。颈动脉支架成形术是近十年来开展的

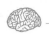

一种新的微创性、低侵入性介入治疗，手术成效高且施行简易。手术操作时在患者的股动脉做一个穿刺小孔，将保护装置透过导管送至颈部动脉，再置放支架，即可将已呈现硬化、狭窄的颈动脉部位撑开。整个手术耗时不长，成功率超过98%，能有效降低因颈动脉狭窄导致缺血性脑梗死的概率。该手术的优点是手术创伤小，住院时间短，局部麻醉下即可实施手术。如图7-9所示，图A显示颈动脉起始段极重度狭窄；图B显示球囊对狭窄部位进行扩张；图C显示支架释放过程；图D显示支架释放后原有狭窄完全消失，颈动脉直径恢复正常。

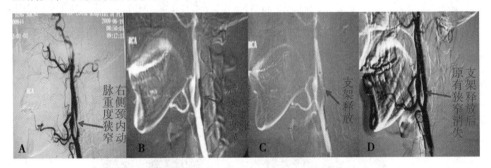

图7-9　颈动脉支架成形术

10. 为什么颈动脉支架成形术要用保护伞？

颈动脉狭窄都是由于动脉粥样硬化、斑块形成导致颈动脉管腔变窄（如图7-10）。那么行颈动脉支架成形术时，要对狭窄部位进行球囊扩张，然后释放自膨式支架完成手术。但在球囊扩张过程中，斑块可能破裂、脱落，导致颅内血管堵塞引起脑梗死，所以在球囊扩张前要用栓塞保护装置，即保护伞，防止远端血管栓塞，支架释放后再收回保护伞（如图7-11）。

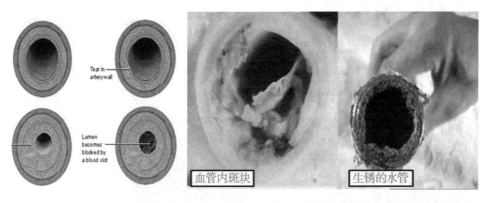

图 7-10　颈动脉狭窄时横截面

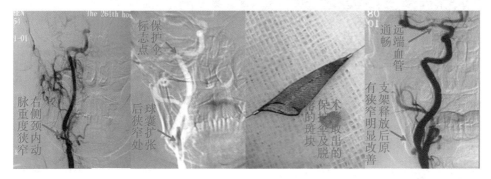

图 7-11　使用保护伞

11. 为什么有的头晕患者不及时处理会发展成脑梗死?

　　头晕患者有相当一部分是椎基底动脉供血不足引起的。为什么会椎基底动脉供血不足呢? 因为此类患者存在椎基底动脉的狭窄, 狭窄严重到一定程度时血管闭塞, 会引起后循环的大面积脑梗死, 危及生命。所以头晕患者一定要进行头颈部的血管检查, 以明确是否有血管狭窄, 狭窄达到手术指征时, 及时进行支架成形术。

实战病例 1：患者，男性，71 岁，反复发作性头晕、意识丧失，每次持续 5~10s。CTA 提示右侧椎动脉开口重度狭窄，左侧椎动脉发育不良。如图 7-12 CTA 和 DSA 结果一致。如图 7-13 所示，右侧椎动脉开口处狭窄进行支架成形术后，血管直径恢复正常。

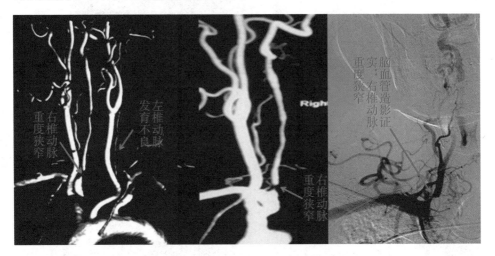

图 7-12　右侧椎动脉狭窄 CTA 影像图和 DSA 结果

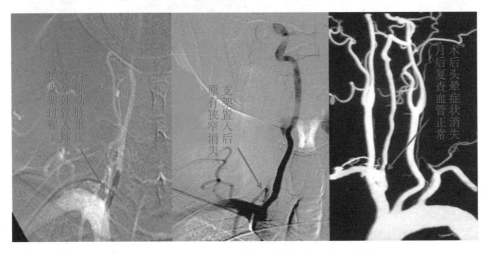

图 7-13　右侧椎动脉支架成形术术前、术后影像图

实战病例 2：患者，男性，68 岁，眩晕、步态不稳入院，内科对症治疗 15 天，症状加重，逐渐出现意识模糊。DSA 显示，右侧椎动脉移行基底动脉处闭塞，左侧椎动脉颅内段多段狭窄。在等待过程中患者出现昏迷、

尿失禁，遂立即支架置入。DSA 显示，原狭窄程度加重，遂给予支架置入，术后狭窄完全改善。患者术后 7 天清醒，术后 20 天可下地行走，生活自理。如图7-14，右侧椎动脉颅内段闭塞，左侧椎动脉 V4 段狭窄，给予支架成形术，术后狭窄完全消失。

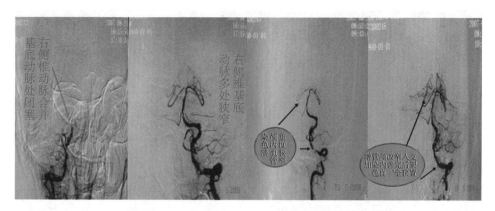

图 7-14　左侧椎动脉 V4 段支架成形术术前、术后影像图

12. 为什么发作性一侧肢体无力要及时处理才能预防脑梗死发生？

出现一侧肢体发作性无力，医学上称之为"短暂性脑缺血发作"，往往是对侧颈动脉系统某一部位血管重度狭窄引起，如果不及时处理，可能发展为血管闭塞导致大面积脑梗死，引起严重残疾或危及生命。所以，出现发作性一侧肢体无力时一定要到医院脑血管专科就诊，进一步检查明确病因，及时处理。

实战病例 1：患者，男性，74 岁，脑梗死，发作性失语、左侧肢体无力 1 个月。CTA 提示右侧颈内动脉起始段重度狭窄（如图 7-15）；DSA 提示右侧颈内动脉起始段重度狭窄（如图 7-16），两项结果一致，给予支架成形术。如图 7-16 所示，图 A、B 显示支架成形术前狭窄程度及颅内血管供血较差，染色淡；图 C 显示支架成形术后颈内动脉起始处狭窄消失，颅内血管供血明显改善，染色明显加深。患者临床症状完全消失，随访 5 年，没有复发。

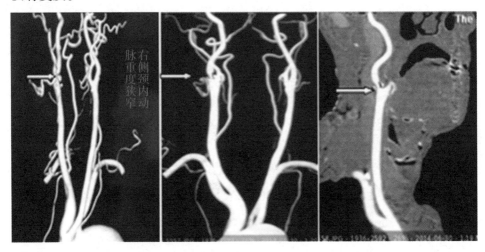

图 7-15　CTA 结果影像图

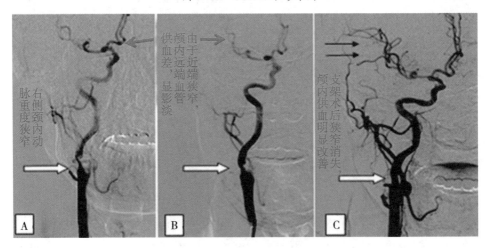

图 7-16　DSA 结果影像图

实战病例 2： 患者，男性，76 岁，发作头晕伴左侧肢体无力 3 个月。DSA 见右侧颈内动脉重度狭窄，保护伞不能通过。先行 2*14mm 球囊预扩，后送入 Spider 保护伞，再用 5*20mm 球囊扩张成形，送入 8*40mmEV3 支架成形。复查 DSA 示左侧 MCA 区域显影较术前显著改善。如图 7-17，图 A

中箭头示右侧颈内动脉起始段极重度狭窄；图 B 中箭头显示由于颈内动脉起始段极重度狭窄，导致右侧大脑中动脉显影不良；图 C 中箭头显示先用小球囊扩张狭窄处；图 D 中箭头显示用 5mm 球囊扩张右侧颈内动脉重度狭窄处；图 E 中箭头显示右侧颈内动脉置入支架后狭窄完全消失；图 F 示右侧颈内动脉支架置入狭窄消失后，颅内大脑中动脉显影明显改善。

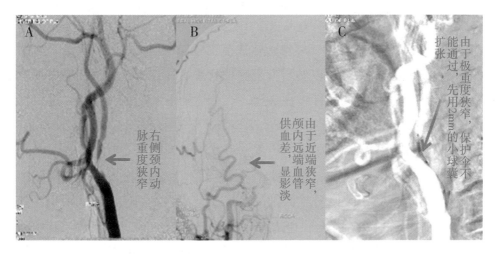

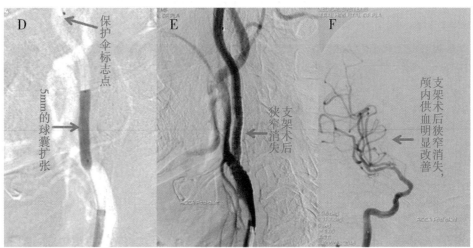

图 7-17 右侧颈内动脉支架成形术过程

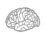

13. 为什么颅内动脉狭窄时放支架能预防脑梗死发生?

和颈内动脉狭窄一样，颅内动脉狭窄也可以引起脑梗死，甚至是大面积脑梗死，危及生命。所以对于反复脑梗死患者一定要进行头部的血管检查（CTA），以明确是否有血管狭窄，狭窄达到手术指征时，及时进行支架成形术。

实战病例 1：患者，女性，65 岁，反复右侧脑梗死。头颅 MRI 提示右侧半球多发梗死灶（如图 7-18 图 A、图 B 箭头），MRA 提示右侧大脑中动脉 M1 段重度狭窄（如图 7-18 图 C），支架成形术后临床症状消失。如图 7-19 所示，图 A 中箭头示 DSA 结果与 MRA 结果一致，为右侧大脑中动脉 M1 段重度狭窄；图 B 示微导丝通过右侧大脑中动脉 M1 段狭窄部位，且支架到位；图 C 示支架释放后，原有狭窄消失。

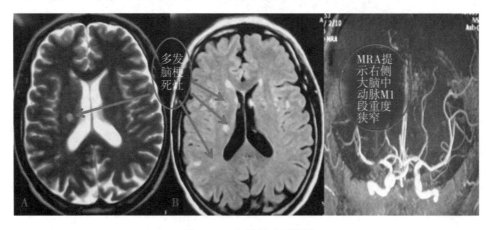

图 7-18　头颅核磁影像图

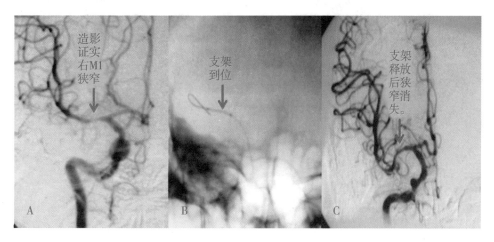

图 7-19　右侧大脑中动脉支架成形术术前、术后影像图

实战病例 2：患者，女性，67 岁，反复发作性右侧肢体麻木无力，持续 1min 左右后化解，有脑梗死、高血压病史。MRA 提示左侧大脑中动脉 M1 段重度狭窄，DSA 结果与 MRA 一致，给予支架成形术，术后症状完全消失。如图 7-20 中，图 A 为 MRA 结果，箭头示左侧大脑中动脉 M1 处狭窄；图 B 为 DSA 结果，箭头示左侧大脑中动脉 M1 段狭窄，与 MRA 结果一致；图 C 示支架成形术过程，微导丝、支架通过狭窄部位；图 D 为支架成形术后狭窄消失；图 E 为支架成形术后 6 个月复查 DSA，提示没有再狭窄。

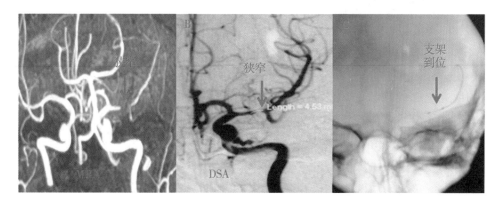

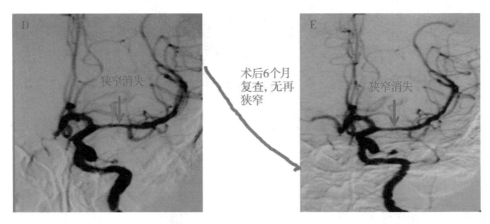

图7-20　左侧大脑中动脉支架成形术术前、术后影像图

14. 如何判断脑梗死发生以及发生后正确的处理方法是什么?

牢记"FAST"口诀

2004年，美国北卡罗来纳大学医学院为帮助公众快速识别中风和院前急救，设计并提出了"FAST"宣传活动，直至今日仍然在全世界广泛推广。"FAST"作为判断中风的预警信号，用通俗的中文来表达即"面瘫/口角喎斜（Face is uneven）、肢体无力（Arm is weak）、言语不清（Speech is strange）、迅速求助（Time to call 120）"。（如图7-21）

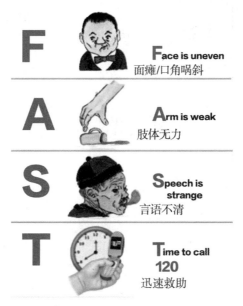

图 7-21　急性脑梗死判断及处理"FAST"口诀

关注五个"突然"

（1）突然的颜面部、肢体的麻木或无力，尤其是在身体的一侧。

（2）突然不能说出物体的名称，说话或理解困难。

（3）突然单眼或双眼视物不清。

（4）突然行走困难，头晕，伴有恶心、呕吐，肢体失去平衡或不协调。

（5）突然不明原因的从来没有经历过的剧烈头痛，可伴有恶心呕吐。

科学拨打"120"电话

不管采用什么方法，一旦发现身边有人出现上述情况，立即帮助拨打电话 120 求助，记下发生的时间，即刻、就近送往具备 24h 中风急救能力的综合性医院进行救治。

（朱青峰，禹书宝，郝政衡，刘晓峰，朱义霞，董瑛，孙奇）

图书在版编目（CIP）数据

一分钟图解脑梗死 / 朱青峰，王国芳，罗晓明主编 .
— 太原：山西科学技术出版社，2021.5
ISBN 978-7-5377-6068-3

Ⅰ . ①一… Ⅱ . ①朱… ②王… ③罗… Ⅲ . ①脑栓塞
—诊疗—图解 Ⅳ . ① R743.33-64

中国版本图书馆 CIP 数据核字（2021）第 048506 号

一分钟图解脑梗死

主　　　编	朱青峰　王国芳　罗晓明
策 划 人	宋 伟
责 任 编 辑	杨兴华
助 理 编 辑	文世虹
封 面 设 计	吕雁军

出 版 发 行　山西出版传媒集团·山西科学技术出版社
　　　　　　　地址：太原市建设南路 21 号　邮编　030012
编辑部电话　0351-4922078
发行部电话　0351-4922121
经　　　销　各地新华书店
印　　　刷　山西新华印业有限公司

开　　　本	787mm×1092mm　1/16
印　　　张	9.25
字　　　数	120 千字
版　　　次	2021 年 5 月第 1 版
印　　　次	2021 年 5 月山西第 1 次印刷
书　　　号	ISBN 978-7-5377-6068-3
定　　　价	35.80 元